I0040644

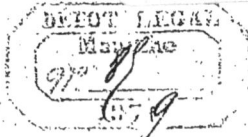

# LA
# MÉTHODE ANTISEPTIQUE

## DE LISTER

HISTOIRE ET RÉSULTATS OBTENUS

A L'HOPITAL SAINT-LÉON DE NANCY

PAR

## Le Dr F. GROSS

PROFESSEUR AGRÉGÉ ET CHARGÉ DE COURS A LA FACULTÉ DE MÉDECINE DE NANCY
OFFICIER D'ACADÉMIE
MEMBRE DE LA SOCIÉTÉ DE MÉDECINE ET DE LA SOCIÉTÉ DES SCIENCES
DE NANCY
MEMBRE DE LA SOCIÉTÉ DE MÉDECINE DE STRASBOURG
ANCIEN CHEF DES CLINIQUES DE L'ANCIENNE FACULTÉ DE MÉDECINE DE STRASBOURG
ANCIEN MÉDECIN DES HOSPICES CIVILS DE STRASBOURG

## PARIS

BERGER-LEVRAULT ET Cie, LIBRAIRES-ÉDITEURS

5, RUE DES BEAUX-ARTS, 5

MÊME MAISON A NANCY

1879

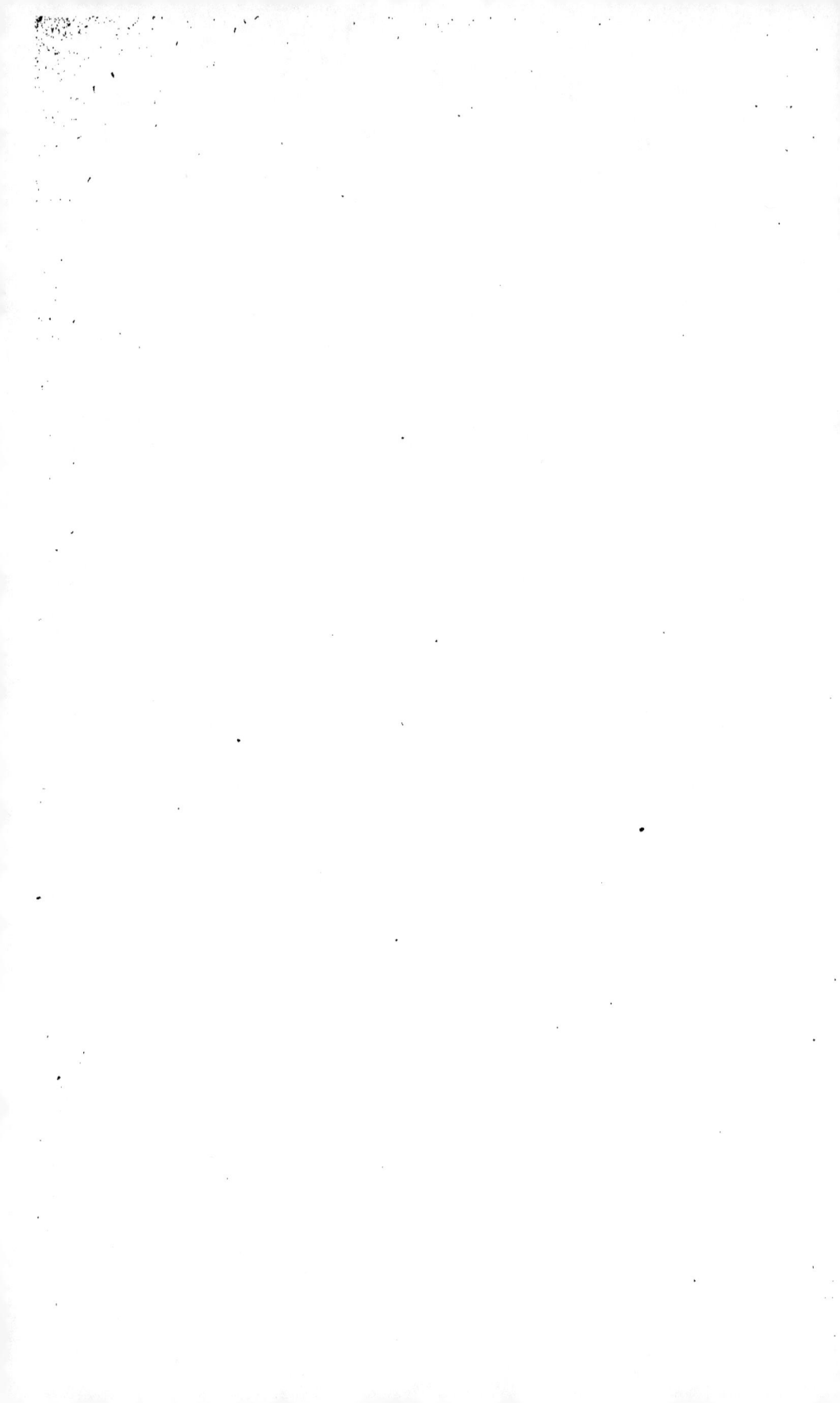

LA

# MÉTHODE ANTISEPTIQUE

## DE LISTER

NANCY, IMPRIMERIE BERGER-LEVRAULT ET Cⁱ

# LA

# MÉTHODE ANTISEPTIQUE

## DE LISTER

---

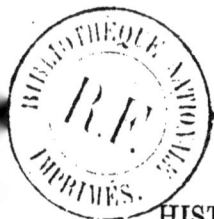

## HISTOIRE ET RÉSULTATS OBTENUS

### A L'HOPITAL SAINT-LÉON DE NANCY

PAR

## Le Dr F. GROSS

PROFESSEUR AGRÉGÉ ET CHARGÉ DE COURS A LA FACULTÉ DE MÉDECINE DE NANCY
OFFICIER D'ACADÉMIE
MEMBRE DE LA SOCIÉTÉ DE MÉDECINE ET DE LA SOCIÉTÉ DES SCIENCES
DE NANCY
MEMBRE DE LA SOCIÉTÉ DE MÉDECINE DE STRASBOURG
ANCIEN CHEF DES CLINIQUES DE L'ANCIENNE FACULTÉ DE MÉDECINE DE STRASBOURG
ANCIEN MÉDECIN DES HOSPICES CIVILS DE STRASBOURG

---

## PARIS

## BERGER-LEVRAULT ET Cie, LIBRAIRES-ÉDITEURS

5, RUE DES BEAUX-ARTS, 5

*MÊME MAISON A NANCY*

—

1879

A MONSIEUR

# Le Professeur HERRGOTT

## Hommage respectueux

*De son très-dévoué*

*F. Gross.*

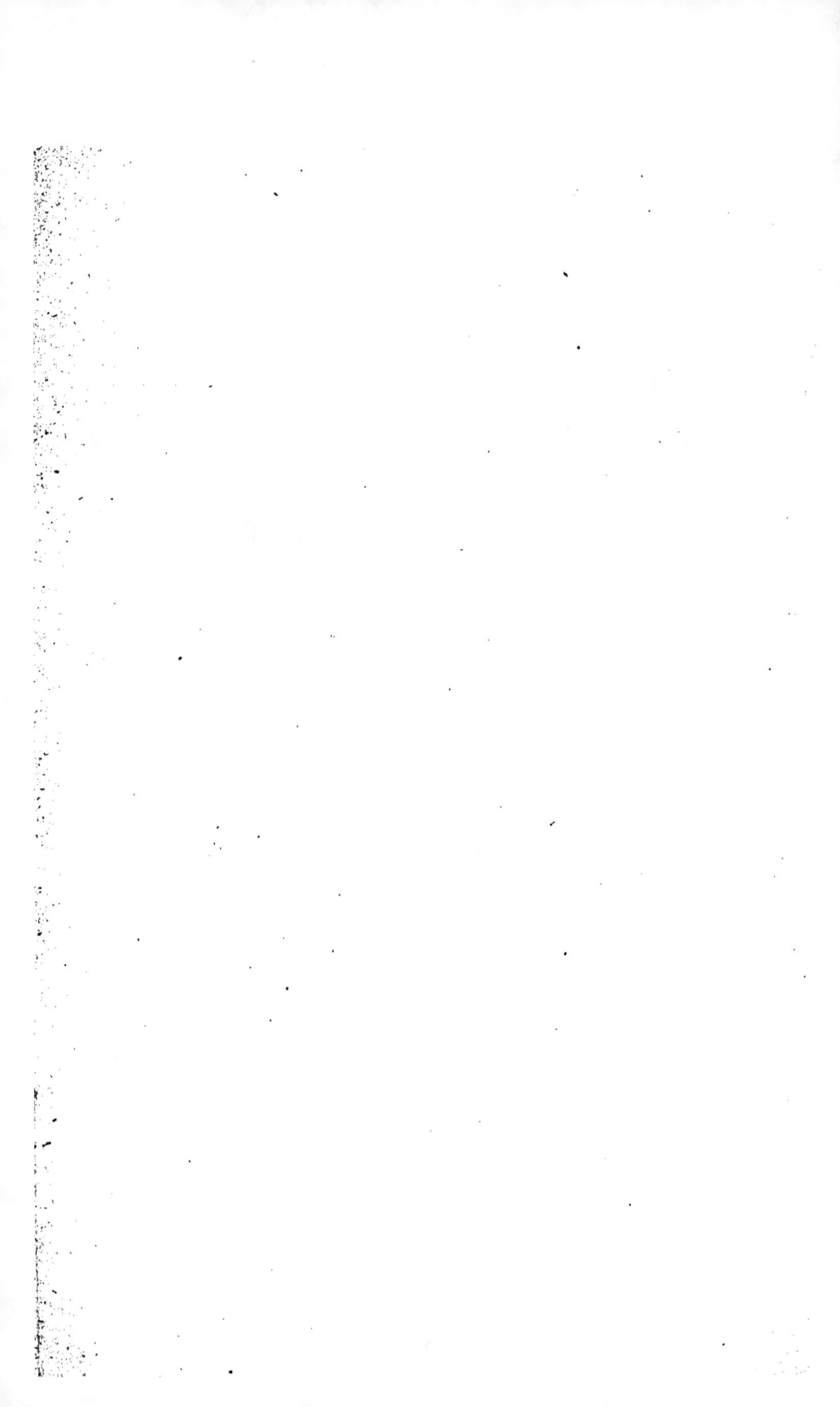

LA

# MÉTHODE ANTISEPTIQUE

## DE LISTER

## PREMIÈRE PARTIE

### Historique.

## I.

### LES TRAVAUX DE LISTER.

*Premier mémoire* (1). — C'est en 1867 que Lister a fait paraître son premier mémoire sur la *Méthode antiseptique* qui porte son nom. Le point de départ des travaux du célèbre chirurgien anglais a été une étude clinique attentive des fractures sous-cutanées, dites fractures simples, et des fractures ouvertes ou compliquées de plaie.

Tandis que la fracture sous-cutanée guérit avec facilité, des accidents redoutables viennent souvent entraver la cicatrisation de la fracture ouverte. Pour Lister, la différence si grande qui existe entre la marche et le pronostic de la fracture sous-cutanée et ceux de la fracture ouverte, provient uniquement de ce que, dans cette dernière, le sang épanché autour des fragments osseux et infiltré dans les parties molles voisines se décompose et se putréfie rapidement sous l'influence du contact de l'air.

---

(1) LISTER. *On a new Method of treating compound fractures, abcess, etc. with observation on the conditions of suppuration.* (*Lancet*, 1867, vol. I<sup>er</sup>, p. 326, 357, 378, 507, et vol. II, p. 95.)

. En effet, lorsque dans une fracture compliquée la plaie est de petite dimension, la surface du caillot sanguin qui remplit le foyer traumatique peut se dessécher et former une *croûte*, comme déjà J. Hunter l'avait observé. Le foyer de la fracture se trouve dès lors à l'abri de l'air, le sang qui y est épanché se résorbe ou s'organise rapidement; la guérison a lieu aussi simplement et aussi facilement que si la fracture était simple et sous-cutanée.

Si la formation d'une croûte n'arrive pas, le sang épanché se décompose, et Lister fait remarquer qu'après vingt-quatre heures, le liquide séro-sanguinolent qui s'écoule par la plaie présente déjà manifestement l'odeur caractéristique de la putréfaction.

Pour Lister, l'air atmosphérique n'agit ni par ses propriétés physiques, ni par ses qualités chimiques, comme on l'a cru pendant longtemps; son influence nocive sur les liquides organiques provient uniquement, comme les expériences de Pasteur le démontrent à l'évidence, de la présence dans l'atmosphère de germes d'organismes inférieurs. Ces micro-organismes, dont la présence était depuis longtemps reconnue par le microscope, au lieu d'être une conséquence de la putréfaction, comme on le pensait avant Pasteur, sont au contraire la cause de ce phénomène. Sous leur influence, les matières organiques complexes se décomposent en produits d'une composition chimique plus simple, tout comme les ferments de la levûre décomposent le sucre en alcool et en acide carbonique.

Comme preuve à l'appui de son opinion, Lister rappelle encore la marche différente du pneumothorax traumatique selon qu'il est ou non compliqué d'une plaie extérieure. L'air pénètre-t-il dans la cavité pleurale par une plaie des parois thoraciques, les accidents inflammatoires seront inévitables, car le sang épanché dans la plèvre se décomposera sous l'influence des germes de putréfaction apportés dans la cavité pleurale par l'air atmosphérique. Il en est tout autrement dans le pneumothorax et l'emphysème consécutifs à une fracture de côte sans complication de plaie des téguments. Dans ce cas, l'air est pour ainsi dire tamisé par le poumon, absolument comme il l'est par le coton dans les flacons à expériences; les germes qu'il contient sont retenus par les nombreuses ramifications bronchiques et n'arrivent pas jusque dans la cavité pleurale; aussi le pneumothorax reste simple et ne se complique pas d'accidents inflammatoires.

Partant de ces données, Lister déclare que la thérapeutique chirurgicale doit avant tout rechercher un moyen de neutraliser l'action de ces germes. Elle doit introduire dans le pansement des plaies une substance capable de supprimer la cause de tant d'accidents redoutables qui menacent les plaies, et annihiler l'action des micro-organismes qui engendrent la putréfaction.

Le hasard a voulu que des expériences, faites aux environs de Carlisle pour la désinfection des eaux d'égouts, appelassent l'attention de Lister sur l'*acide phénique*, et lui fissent penser que cet agent devait détruire les germes atmosphériques.

Le premier essai a été fait en 1865, à l'hôpital de Glascow, sur une série de six fractures compliquées de plaies. Un morceau de lint, trempé dans de l'acide phénique liquide, était appliqué sur la plaie et laissé en place jusqu'au quatrième jour. L'acide phénique se mêlait au sang; celui-ci se coagulait et formait une croûte plus ou moins épaisse, protégeant le foyer traumatique contre l'air extérieur. Malheureusement, l'acide phénique cautérisait fortement et avait même parfois mortifié les téguments. Lister employa alors l'acide phénique en solution étendue.

Quand la croûte qui isolait le foyer de l'air extérieur était enlevée, on trouvait sous elle tantôt un peu de sérosité sanguinolente, tantôt un peu de pus plus ou moins séreux. Le liquide sécrété était toujours parfaitement inodore, ce qui, pour Lister, a été une preuve qu'il n'avait pas subi l'influence des germes contenus dans l'air atmosphérique.

Onze cas, traités de la sorte par Lister et ses élèves, se sont cicatrisés d'une manière très-simple et presque sans suppuration. Le pouls et la température se sont à peine élevés d'une manière sensible et la guérison a toujours été obtenue rapidement.

A plusieurs reprises Lister a rendu attentif à l'action irritante et caustique de l'acide phénique sur les téguments et les tissus. Aussi, après avoir employé l'acide phénique pur, il se servit successivement de solutions aqueuses de plus en plus étendues ou encore d'huile phéniquée.

Pour que l'action de l'acide phénique fût bien énergique sur les produits de sécrétion de la plaie qui imbibaient le lint, et pour que cet acide, qui est volatil, ne s'évaporât pas trop rapidement, Lister recouvrait le lint phéniqué par une lame de plomb, de zinc, ou une feuille d'étain; quelques essais faits avec le papier huilé, le taffetas ciré, la gutta-percha ont démontré que ces objets étaient très-perméables à l'acide et devaient être abandonnés. Par-dessus le tout, Lister appliquait un deuxième plumasseau de lint phéniqué qu'il renouvelait toutes les cinq ou six heures. Il cherchait ainsi à réaliser autant que possible ce qui se passe dans la cicatrisation sous-cutanée.

Lister n'a point borné l'expérimentation de son pansement phéniqué aux fractures compliquées. Son premier mémoire nous apprend qu'il l'a encore appliqué à l'ouverture des abcès, et voici comment. Une compresse de 10 à 15 centimètres de côté, trempée dans une solution d'acide phénique cristallisé dans de l'huile de lin ($^1/_4$), était appliquée sur la région où l'incision de l'abcès devait être pratiquée. Un aide maintenait la compresse contre les téguments, le chirurgien en soulevait légèrement le côté pour ouvrir rapidement l'abcès avec un bistouri préalablement trempé dans l'huile phéniquée. L'instrument retiré, il remettait immédiatement en place la compresse phéniquée. Le pus s'écoulait entre la compresse et la peau, et le chirurgien vidait la collection aussi complétement que possible à l'aide de quelques pressions méthodiquement exécutées. Un mélange de craie et d'huile phéniquée était ensuite étendu sur une feuille d'étain, et la pâte ainsi préparée était appliquée directement sur l'ouverture de l'abcès et maintenue en place par quelques bandelettes de diachylum et une bande. Ce pansement était renouvelé toutes les vingt-quatre heures, sous une compresse phéniquée.

Lister a observé que la sécrétion du pus dans les abcès

ouverts avec ces précautions, diminuait rapidement; il attribue
ce changement à l'absence de l'irritation produite par la présence des germes atmosphériques qui, dans les cas ordinaires,
favorisent et entretiennent la suppuration de la membrane
dite pyogénique.

*Deuxième mémoire* (1). — Dans une communication faite
à l'Association médicale britannique, à Dublin, le 9 août 1876,
Lister devient beaucoup plus affirmatif: Toutes les manifesta-
tions inflammatoires locales et tous les accidents généraux fé-
briles qui surviennent consécutivement aux fractures compliquées, proviennent, selon lui, de l'influence irritante et toxique
exercée par le sang décomposé au contact des germes atmosphériques. Les membres atteints de fractures compliquées,
dont l'amputation eût été autrefois jugée inévitable, pourront
être dorénavant conservés, grâce à la méthode antiseptique.

La première indication de cette méthode de traitement
consiste à détruire sur place tous les germes de putréfaction
qui ont pénétré dans la plaie. Dans ce but, Lister propose de
tremper un morceau de lint dans de l'acide phénique con-
centré, de le saisir avec une pince à pansement pour le passer
sur toute l'étendue de la plaie, en ayant soin de l'enfoncer
jusque dans les endroits les plus profonds de la solution de
continuité.

Une deuxième indication est d'empêcher, par suite de la
dilution et de l'évaporation de l'acide phénique, que la putréfaction n'atteigne les liquides imbibant les pièces de pansement, et ne puisse s'étendre de proche en proche jusqu'à la
plaie. Lister recommande pour cela de ne plus employer le
lint phéniqué recouvert d'une lame de zinc que pour panser
les plaies de petite dimension, et d'avoir recours, pour les
plaies plus étendues, à un mélange de craie pulvérisée et d'huile
phéniquée ('/₄). La plaie est recouverte par un linge imbibé de
la solution phéniquée, par-dessus lequel on applique la pâte
phéniquée comprise entre deux compresses de coton. Le

(1) LISTER. *On the antiseptic principle in the pratice of surgery.* (*Lancet,*
1867, vol. II, p. 353.)

pansement est d'abord renouvelé toutes les 24 heures. Quand il n'y a plus d'écoulement de liquide, on supprime la pâte phéniquée, mais le linge phéniqué est laissé en place jusqu'après la cicatrisation.

Quelques nouvelles observations amenèrent Lister à déclarer qu'une solution de 5 p. 100 d'acide phénique suffit pour détruire les organismes contenus dans l'air. Enfin il termine en disant que depuis qu'il emploie la méthode antiseptique, les conditions hygiéniques de son service à l'hôpital de Glascow se sont entièrement modifiées ; il n'a plus observé ni érysipèle, ni pourriture d'hôpital, ni infection purulente, tandis que ces complications ont été autrefois très-fréquentes.

Ces deux premières communications éveillèrent l'attention des chirurgiens, et bientôt les objections surgirent ; la priorité de la méthode fut même contestée à Lister.

Sampson Gamgée (1) vint déclarer que Maisonneuve avait employé comme topique une solution au $^1/_{100}$ d'acide phénique et que cette pratique avait donné à ce chirurgien des résultats très-satisfaisants. Ainsi les amputations de cuisse, par exemple, guérissaient à l'Hôtel-Dieu de Paris comme dans le meilleur hôpital.

J. R. Wolfe (2) soutint que depuis 1840 il faisait usage de l'acide phénique et qu'il avait remarqué une diminution des accidents d'infection purulente et d'érysipèle. Mais Wolfe s'éloigna de Lister par l'explication des résultats observés.

Lister (3) répond à S. Gamgée et à Wolfe, en faisant ressortir l'originalité de sa méthode qui ne consiste pas dans le simple emploi de l'acide phénique ; il insiste particulièrement sur les idées théoriques qui lui ont servi de base.

Gamgée (4), reproduisant une deuxième fois ses objections et déclarant que les infections purulentes et putrides ont principalement été étudiées en France, revendique pour Lemaire et Déclat la priorité de l'emploi de l'acide phénique.

(1) *The present state of surgery in Paris.* (*The Lancet*, 1867, vol. II, p. 295.)
(2) *On the use of carbohr. acid.* (*The Lancet*, 1867, vol. II, p. 110.)
(3) *On the use of carbohr. acid.* (*The Lancet*, 5 octobre 1867, vol. II, p. 111.)
(4) *Present state of surgery in Paris.* (*Lancet*, 1867, vol. II, p. 483.)

Lister (1) réplique qu'il n'a jamais soutenu avoir été le premier à employer l'acide phénique en chirurgie et démontre encore une fois que sa méthode ne consiste pas dans l'usage pur et simple de cet agent dans le pansement, mais qu'elle a pour but d'empêcher, à l'aide d'une substance antiseptique, les germes amosphériques de donner lieu à la putréfaction.

Enfin il publie une lettre d'un médecin d'Édimbourg, le Dr P. Hair, qui, ayant fréquenté les hôpitaux de Paris, a pu s'assurer de la manière dont on y faisait usage de l'acide phénique, et déclare que cet usage ne ressemblait en rien à la manière de faire de Lister.

Rappelant que déjà au Congrès de Dublin, en août 1867, Hingston avait combattu les théories de Lister, et insistant à son tour sur les ouvrages de Lemaire et de Déclat, J. Y. Simpson (2) affirme que, contrairement à ce qu'a dit Lister, les travaux de ces deux auteurs étaient loin d'avoir passé inaperçus, puisque le livre de Lemaire notamment comptait deux éditions parues à deux années de distance, et que l'acide phénique était généralement employé à Paris depuis 1861. Simpson objecte enfin à Lister que sa théorie avait déjà été émise en France par Lemaire et Déclat, en Allemagne par Kuchenmeister, et que par conséquent sa méthode n'était pas nouvelle.

Neudörfer (3) nous apprend que, dès 1864, Spence, à Édimbourg, a fait usage de l'acide phénique pour les pansements; que l'action de cet agent a été étudiée dans la *Sydenham Society* en 1860, et que le *Edinburgh Journal* (de 1859-1860) renferme un article recommandant l'acide phénique comme désinfectant, et prouvant que dès 1858 Simpson a employé la poudre désinfectante de Dougall, qui contient 5 p. 100 d'acide phénique.

---

(1) *On the use of carbohr. acid.* (*Lancet*, 19 octobre 1867, vol. II, p. 502.)
(2) *Carbohr acid. and its compound in surgery.* (*The Lancet*, 2 nov. 1867 vol. II, p. 546.)
(3) NEUDÖRFER. *Die chirurgische Behandlung der Wunden.* (Vienne, 1877, p. 35.)

*Troisième mémoire*(1). — La réponse à toutes ces critiques et attaques se trouve dans une communication faite par Lister à la Société médico-chirurgicale de Glascow le 2 mai 1868. Après avoir exposé le principe de sa méthode et insisté à nouveau et longuement sur ce fait, que celle-ci ne consiste pas dans l'usage pur et simple de l'acide phénique dans les pansements, mais dans l'emploi méthodique d'un agent antiseptique capable d'empêcher le développement de la putréfaction, Lister reconnaît hautement que l'acide phénique a été employé en chirurgie longtemps avant lui. Il rappelle, en outre, que plusieurs autres substances possédant les mêmes propriétés, le chlorure de zinc, par exemple, introduit en chirurgie par Campbell de Morgan, peuvent être employées à sa place lorsque le pansement appliqué doit exercer une action antiseptique d'une certaine durée, ainsi dans les résections du maxillaire supérieur, par exemple. Mais l'acide phénique mérite la préférence, parce qu'il est volatil et n'agit pas seulement sur la plaie, mais encore sur l'air ambiant; parce qu'il détruit les micro-organismes, même en solution assez étendue pour ne plus irriter les tissus, et qu'il se dissout dans une série de véhicules tels que l'eau, l'huile, etc..; enfin, parce qu'il possède une action anesthésique et détruit la douleur et la sensibilité des plaies.

Dans cette même communication Lister rend compte d'une série d'expériences instituées, à l'exemple de celles de Pasteur, pour démontrer que ce n'est pas l'oxygène de l'air, mais que ce sont les micro-organismes suspendus dans l'atmosphère qui déterminent la putréfaction. Ainsi le 26 octobre 1867, Lister a placé dans quatre petits ballons une même quantité d'une urine fraîchement recueillie. Cela fait, il a étiré à la lampe à alcool le col de ces ballons. Sur trois d'entre eux, le col a été contourné, celui du quatrième est resté court et rectiligne, mais a été un peu plus étiré.

Après avoir chauffé les quatre ballons de manière à en chasser l'air contenu, Lister les a laissés refroidir et l'air du

(1) LISTER. *Illustrations of the antiseptic system of treatment its surgery.* (*Brit. med. Journ.*, 1868, 18 juillet, 1er août, 31 octobre, 14 novembre.)

dehors y a pénétré librement. Dans le flacon à col rectiligne la décomposition de l'urine a eu lieu rapidement, dans ceux à col coudé, où les germes de l'atmosphère ont été arrêtés à l'entrée, l'urine était encore intacte quatre ans plus tard.

Après discussion de ces expériences et de quelques autres analogues, Lister rapporte l'histoire d'un cas de plaie pénétrante de poitrine avec hémo-pneumothorax, dont la guérison est attribuée à l'usage de sa méthode de traitement des plaies.

Enfin la communication de Lister est surtout intéressante par l'étude de l'influence de sa méthode sur les ligatures artérielles.

Lister prétend qu'un fil à ligature doit pouvoir séjourner dans une plaie sans l'irriter ni mécaniquement ni chimiquement, et que, s'il provoque des accidents, c'est uniquement parce qu'il est recouvert de germes atmosphériques qui alors se mélangent au liquide sécrété par la plaie et produisent la putréfaction. Si donc on emploie un fil préalablement trempé dans une solution antiseptique et qu'on coupe celui-ci à ras, la ligature ne doit pas, selon Lister, provoquer d'accidents et même ne pas entraver une réunion par première intention.

Après une expérience faite sur un cheval et qui a consisté dans la ligature de la carotide externe gauche, l'opération ayant été suivie de succès, Lister entreprit, chez une malade atteinte d'un anévrysme de l'artère fémorale gauche, la ligature de l'artère iliaque externe. L'opération fut pratiquée en présence des docteurs Fergus, Cameron, Appleton et J. Coats. Le fil de soie qui servit à la ligature avait préalablement séjourné pendant deux heures dans une solution concentrée d'acide phénique. La plaie fut soigneusement lavée avec une solution antiseptique, puis suturée à l'aide du fil d'argent; en son milieu fut ménagée une ouverture pour l'écoulement des liquides. Le tout fut recouvert du pansement antiseptique ordinaire. La réunion eut lieu au bout d'un mois.

Lister avait espéré qu'à l'aide de sa méthode de pansement un fil à ligature pourrait s'enkyster comme un grain de plomb, par exemple, et demeurer dans les tissus sans provoquer d'accident. Les deux ligatures, dont nous venons de parler, semblaient le prouver. Mais la malade sur laquelle fut pratiquée la ligature de l'artère iliaque externe étant morte dix mois plus tard des suites d'un anévrysme de l'aorte, Lister a constaté à l'autopsie un petit abcès entourant le fil de la ligature.

Ce fait conduisit Lister à pratiquer les ligatures, comme Cooper l'avait jadis proposé, à l'aide d'un fil fabriqué avec une substance animale pouvant être résorbée. Il lia donc sur un veau l'artère carotide en deux endroits différents : une fois avec un fil formé par la tunique péritonéale de l'intestin d'un bœuf, une deuxième fois avec du *catgut*, c'est-à-dire du fil à ligature préparé avec l'intestin du mouton, trempé dans une solution d'huile phéniquée au ¹/₄. Après trente jours, dit Lister, les fils avaient en partie disparu, en partie ils étaient remplacés par des cellules fusiformes.

*Quatrième mémoire* (1). — La préparation des fils de catgut est exposée avec détails dans le mémoire de 1869.

Dans ce même travail, Lister essaie de démontrer que du tissu osseux nécrosé, mais mis à l'abri de la putréfaction, peut être résorbé sans provoquer le moindre accident.

A cette époque, Lister pratiquait son pansement de la manière suivante. La plaie était recouverte d'un morceau de lint trempé dans une solution huileuse à 20 p. 100 d'acide phénique ; cette première pièce devait rester en place jusqu'à la guérison ; un deuxième morceau de lint, trempé dans la même solution, recouvrait le premier et était renouvelé tous les jours ; par-dessus lui était appliqué un morceau de calicot recouvert d'une couche de 2 millimètres d'épaisseur de l'emplâtre suivant : 1 partie de cire, 3 parties d'emplâtre de plomb mêlé à 10 p. 100 d'acide phénique ; ou encore d'un emplâtre formé d'un mélange de résine et d'acide phénique. Dans ce dernier cas, la plaie devait être protégée par une lamelle de plomb.

(1) Lister. *Observations of ligatures of arteries on the antiseptic system.* (*Lancet*, 3 avril 1869, vol. I, p. 451.)

*Cinquième mémoire* (1). — Dans une leçon d'ouverture faite, à Édimbourg en novembre 1869, Lister revient encore une fois, avec de nombreux détails, sur sa théorie des germes et rappelle à nouveau les expériences de Pasteur et de Chevreuil sur lesquelles elle est basée.

*Sixième mémoire* (2). — Jusqu'alors Lister avait, dans ses nombreuses communications et articles de journaux, uniquement parlé de faits isolés traités par sa méthode. En janvier 1870, il fit paraître dans la *Lancet* un travail dans lequel il donne les résultats obtenus à l'hôpital de Glascow, où il avait généralisé l'emploi de sa méthode. Dans ce travail, Lister nous fait une description qui est plus qu'effrayante, des conditions hygiéniques de ses salles de blessés. L'hôpital de Glascow est, d'après lui, entouré et en partie même bâti sur d'anciens cimetières; la mortalité y a été telle que plusieurs salles ont dû être évacuées à un moment donné et fermées par suite de la fréquence des érysipèles, de la pyohémie et de la pourriture d'hôpital.

Ces terribles accidents auraient à peu près complétement disparu à Glascow depuis le jour où la méthode antiseptique a été appliquée.

D'après Lister, dans l'espace de cinq années, sur 32 fractures compliquées, il n'y eut pas un seul cas de pyohémie. Pour les grandes opérations, Lister déclare que :

1° Avant l'emploi de sa méthode, il y eut, en 1864, sur 17 amputations, 7 morts; en 1866, sur 18 amputations, 9 décès.

2° Depuis l'emploi de sa méthode, Lister a pratiqué :

En 1867, 7 amputations, sans cas de mort ;

En 1868, 17 amputations sur lesquelles sont notés 3 décès;

En 1869, 16 amputations sur lesquelles il y a eu 3 morts.

Ainsi, avant l'emploi de la méthode, 16 morts sur 35 opérations; depuis l'emploi de la méthode, 6 morts seulement sur 40 opérations.

(1) *Brit. med. Journ.*, 4 décembre 1869.
(2) LISTER. *On the effets of the antiseptic system of treatment upon the Salubrity of a Surgical hospital. (Lancet,* 1er et 8 janvier 1870, vol. I, p. 4 et 40.)

Dans les années 1864 et 1866, Lister a pratiqué 12 amputations du membre supérieur et 23 du membre inférieur ; sur les premières il a compté 6 morts ; sur les secondes, 10 morts par pyémie et pourriture d'hôpital.

Dans les années 1867 à 1869, il a pratiqué 12 amputations du membre supérieur et 28 du membre inférieur ; les premières ont donné un cas de mort par pyémie que Lister ne fait pas entrer en ligne de compte, parce que la pyémie a été antérieure à l'opération. Les amputations du membre inférieur ont donné 5 morts : une fois la pyémie a été consécutive à une amputation de cuisse ; une fois elle s'est déclarée chez un malade où le pansement a été appliqué d'une façon incorrecte. Enfin les autres cas de mort sont attribués à la gravité du traumatisme initial.

Lister parle d'un seul cas d'érysipèle ; la pourriture d'hôpital, autrefois endémique dans son service, n'apparut plus que rarement et sous des formes très-légères.

Le secrétaire de l'hôpital de Glascow, H. Lamond (1), a accusé Lister d'exagérer les conditions d'insalubrité de l'hôpital. Bien plus, il a prétendu que, malgré la méthode antiseptique, la mortalité des opérations de Lister, qui est de 51,4 p. 100, est supérieure à celle de six grands hôpitaux d'Angleterre, où les statistiques indiquent qu'elle est de 47,28 p. 100. Enfin, Lamond déclare que si Lister a obtenu des résultats meilleurs, les autres chefs de service, chirurgiens et médecins de l'hôpital de Glascow, ont fait les mêmes observations et que ces changements sont dus aux améliorations introduites par l'administration dans la ventilation et les autres conditions hygiéniques.

Lister répondit à son administrateur par une lettre insérée dans la *Lancet* du 5 février, mais qui n'offre pas grand intérêt pour nous.

Lister rencontra un second contradicteur dans James Morton, qui s'éleva contre ses prétentions de décrire la méthode antiseptique comme une découverte. Morton fait remar-

(1) *Professor Lister and the Glascow Infirmary.* (*Lancet,* janvier 1870, p. 175.)

quer que depuis longtemps les chirurgiens ont recherché l'antisepsie, et qu'une foule de substances ont déjà été employées
dans ce but. Il soutient que l'acide phénique n'est pas plus
puissant que les autres substances antiseptiques. Enfin Morton
objecte encore à Lister que la pyémie ne règne pas en permanence dans les services de chirurgie, et que tout le monde
sait que par moments on n'y observe ni pyémie ni septicémie.

*Septième mémoire* (1). — Une des communications les plus
importantes et les plus complètes de Lister est une leçon clinique publiée en mars et avril 1870. A propos du traitement
d'une luxation compliquée du pied, Lister décrit en détail
la théorie et la pratique de sa méthode. Les idées théoriques
exposées dans cette leçon ne sont que la reproduction des
considérations déjà émises par Lister dans ses divers mémoires
antérieurs. Quant à l'exécution du pansement antiseptique,
cette leçon renferme de nombreux détails importants à connaître, et l'indication d'un certain nombre de modifications et
de perfectionnements introduits dans la méthode.

Dans les plaies récentes Lister n'emploie plus que des solutions phéniquées faibles ($^1/_{40}$); mais dans les plaies qui datent
d'un certain temps ou qui sont fortement contuses, anfrac-
tueuses, il est préférable d'employer des solutions fortes et de
les faire pénétrer jusque dans les parties les plus profondes de
la solution de continuité. Comme il faut agir énergiquement
et rapidement, on ne doit pas employer des solutions alcooliques ou glycériniques; l'alcool et la glycérine rendent l'effet
de l'acide phénique plus durable, mais diminuent la force et
l'intensité de l'action antiseptique.

L'emplâtre de résine phéniquée est étendu sur un tissu
plus lâche et plus flexible qu'autrefois, et appliqué en double
couche. Il doit recouvrir les tissus bien au delà des limites
de la plaie, afin que les liquides qui proviennent de celle-ci
aient un long chemin à parcourir avant d'arriver en contact

(1) LISTER. *Remarks on a case of compound dislocation of the ankle with
other injuries, illustrating the antiseptic system of traetment.* (*Lancet*, vol. I,
p. 404, 441, 512, 19 mars, 26 mars et 9 avril 1870.)

avec l'air du dehors et les germes qu'il contient. A cette condition seulement l'influence de ces derniers sur la plaie peut être empêchée.

Pour les sutures, Lister recommande d'employer du fil de soie qui a séjourné dans un mélange de 1 partie d'acide phénique pour 10 parties de cire fondue. La soie devient ainsi souple, imperméable et très-résistante.

Si, au début et lors du premier pansement, l'acide phénique doit agir sur la plaie et sur toutes les surfaces mises à nu, il n'en est plus de même par la suite; il s'agit, dans les pansements ultérieurs, de protéger les tissus contre l'action irritante du médicament, et d'appliquer sur la plaie une substance protectrice contre l'agent antiseptique. Lister insiste tout spécialement sur cette précaution. De tous les chirurgiens qui emploient les substances antiseptiques, il dit être celui qui en applique le moins sur la plaie; et cette condition est, quant à lui, de la plus haute importance.

Puisque les contusions, les déchirures, les infiltrations sanguines les plus étendues et les plus graves guérissent avec la plus grande facilité, lorsqu'elles sont sous-cutanées et protégées par conséquent contre les influences extérieures par les téguments, Lister admet que, pour guérir, la plaie ne demande qu'une chose, c'est d'être protégée contre ces influences. Inutile d'exciter les tissus, d'agir sur eux par des topiques à effets plus ou moins mystérieux.

Parmi les influences extérieures, celle qui, pour Lister, est le plus à craindre, est celle des germes de putréfaction. Pour détruire ceux-ci, il faut employer des substances à action énergique; or, ces substances ne sauraient ne pas agir d'une manière fâcheuse sur les tissus; il est donc de toute nécessité de protéger ces derniers contre cette action nuisible. L'agent protecteur ne doit pas déterminer la moindre irritation; de plus, il ne doit ni se laisser traverser par l'acide phénique, ni être soluble dans les liquides de la plaie, mais il faut pouvoir l'appliquer exactement sur toutes les régions du corps.

Après des essais faits avec la gutta-percha, le caoutchouc, des plaques métalliques, des lames d'étain, Lister employa une lamelle d'or recouverte des deux côtés par une mince couche de caoutchouc, et enfin le taffetas huilé (*oiled silk*), recouvert sur les deux faces par une mince couche d'un mélange soluble composé d'une partie de dextrine, de deux parties de poudre d'amidon et de seize parties d'une solution aqueuse au $\frac{1}{20}$ d'acide phénique. Ce taffetas protecteur non-seulement est légèrement antiseptique, et il doit l'être, mais trempé dans une solution aqueuse d'acide phénique au moment de son application, ses deux surfaces se mouillent et s'imbibent suffisamment de l'agent médicamenteux si la petite quantité d'acide phénique qu'il renferme est évaporée.

Dans les premières heures après la blessure, il existe toujours un écoulement sanguin assez abondant et très-favorable à la putréfaction; il importe donc que, pendant ces premières heures, l'action des antiseptiques soit énergique. Pour cela, le *silk protective* ne fait point partie du premier pansement, mais seulement du second, qui est appliqué au bout de 24 heures. A partir de ce moment, les pansements sont renouvelés plus ou moins souvent, selon la quantité de l'écoulement. Jamais ils ne sont laissés en place plus longtemps que huit jours.

*Huitième mémoire* (1). — Dans l'article *Amputation* du traité de Holmes, Lister nous fait connaître les règles à suivre pour pratiquer une opération et panser un moignon d'après sa méthode.

Quand le chirurgien crée une plaie, il a tout pouvoir de la garder « aseptique », en empêchant par une série de précautions les germes atmosphériques d'arriver en contact avec elle. La région sur laquelle on se propose d'opérer, les mains du chirurgien et des aides, les éponges qui toucheront les parties, seront débarrassées des germes qui les recouvrent par des lotions et des lavages avec une solution aqueuse phéniquée; les instruments seront trempés dans de l'huile phéniquée.

Lister n'arrivait que difficilement, pendant l'exécution

(1) HOLMES. *A Septem of Surgery*, 1871, vol. V, p. 617.

d'une opération ou d'un pansement, à empêcher le contact
des germes, en opérant sous des compresses de lint phéniqué, tenues aussi près que possible des parties ou appliquées
sur elles. Il recommande maintenant d'employer la *pulvérisation* et d'opérer dans une atmosphère de poussière phéniquée. Les solutions employées pour cette pulvérisation sont
plus faibles que celles qui étaient en usage jusqu'alors; elles
ne sont que de $1/100$. Tous les temps d'une opération chirurgicale, même les ligatures et les sutures, doivent être exécutés sous la pulvérisation.

Les ligatures sont toutes pratiquées avec le catgut, que
Lister a toujours vu se résorber. Jamais il n'a constaté une
élimination du fil de catgut, jamais il n'a vu d'abcès consécutif
à l'abandon du fil dans les tissus, jamais il n'a observé d'hémorrhagies consécutives à l'emploi de ce mode de ligature.

Lister est partisan de la réunion après les amputations,
mais pour empêcher la rétention des liquides, il a soin d'introduire dans la plaie une bandelette de lint trempée dans de
l'huile phéniquée à $1/10$ et sortant par la partie déclive de la
plaie.

Dans le pansement, l'emplâtre de résine phéniquée est
remplacé par la *gaze phéniquée*. Celle-ci est préparée de la
façon suivante : un tissu de coton à larges mailles, de la
tarlatane ou de la gaze non apprêtée et lavée, est trempé
dans un mélange de 1 partie d'acide phénique, de 5 parties
de résine et de 7 parties de paraffine.

La résine est de toutes les substances celle qui retient le
plus énergiquement l'acide phénique. Pour qu'une substance,
telle qu'un tissu, conserve le plus longtemps possible les
propriétés antiseptiques de l'acide phénique, il faut donc
l'imprégner d'un mélange résineux de ce corps. La paraffine
est ajoutée pour que le tissu ne soit pas agglutinatif.

La gaze phéniquée est appliquée sur le moignon en compresses en huit double. Pour que le liquide provenant de la
plaie n'arrive pas immédiatement à la surface du pansement,
mais qu'il reste le plus longtemps possible en contact avec les
couches antiseptiques, qu'il soit retenu entre elles et obligé

d'en traverser la plus grande étendue possible, Lister recommande d'envelopper le moignon avec de très-larges compresses de gaze, puis d'interposer entre les deux couches les plus superficielles une couche d'un tissu imperméable. Il emploie pour cela un tissu de calicot recouvert d'une mince couche de caoutchouc ; ce tissu porte le nom de *mackintosh*.

Toutes ces pièces de pansement sont fixées contre le moignon à l'aide de bandes faites avec la gaze phéniquée.

Le pansement antiseptique doit être renouvelé toutes les fois qu'il est sali par les liquides provenant de la plaie, fréquemment au début, plus rarement par la suite. Chaque renouvellement du pansement doit avoir lieu sous l'atmosphère phéniquée du pulvérisateur.

Lister termine son travail sur la méthode antiseptique appliquée aux amputations par quelques considérations se rapportant spécialement aux amputations pour cause pathologique ; dans ces dernières, dit Lister, l'acide phénique a une action trop passagère et insuffisante pour rendre la plaie complétement aseptique. Il est donc nécessaire d'employer une substance à effet antiseptique plus durable et plus énergique. Lister a recours au chlorure de zinc, en solution de 2,5 p. 30.

*Neuvième et dixième mémoires.* — Après un mémoire moins important, présenté à la Société médico-chirurgicale d'Édimbourg (1), nous signalons une communication plus considérable faite à la 39ᵉ session de l'Association médicale britannique, tenue à Plymouth le 8 et le 11 août 1871 (2).

Lister insiste d'abord et comme toujours sur la théorie de sa méthode et rappelle les expériences qu'il a faites à ce sujet, d'après les indications de Pasteur, notamment sur la fermentation de l'urine. Dans les flacons à expérience où l'air atmosphérique pénètre directement, les poussières et les germes déterminent la décomposition, tandis que dans les flacons à cols coudés où l'air circule tout aussi librement,

(1) *Edinburgh Medical Journal,* août 1871.
(2) *British Medical Journal,* 26 août 1871.

mais privé des poussières et des germes qui se déposent aux courbures du col, la putréfaction n'a pas lieu.

Lister répète aussi les expériences de Tyndall et les applique à la démonstration de sa théorie.

L'expérience du tampon de coton placé dans l'ouverture d'un soufflet, et donnant une couche d'air qui, optiquement pur, brise la traînée blanchâtre formée par le rayon solaire dans la chambre obscure, a conduit Lister à expérimenter les pansements avec le coton. Le chirurgien anglais arriva aux mêmes conclusions que M. A. Guérin, à savoir que le coton filtre l'air atmosphérique et empêche le développement des phénomènes de putréfaction à la surface d'une plaie aussi longtemps qu'il n'est point sali extérieurement par le pus.

Ainsi, après avoir lavé une plaie avec une solution à $^1/_{40}$ d'acide phénique, Lister la recouvre d'une petite lanière de taffetas ciré sur laquelle il applique un morceau de lint chargé d'acide phénique, puis un gâteau de coton imprégné d'une solution à $^1/_{200}$ d'acide phénique. Sous un pareil pansement le sang et le pus ne se décomposent pas, à moins qu'ils n'aient traversé le pansement, auquel cas alors les germes atmosphériques arrivent en contact avec ces liquides.

Après cette première partie toute théorique de sa communication, Lister expose la pratique de sa méthode de pansement. Il décrit de nouveau la gaze antiseptique, la manière de l'employer, ses usages, ainsi que ceux du mackintosh. Dans les cas où une plaie a été exposée quelque temps à l'action de l'air, les germes atmosphériques y ont largement pénétré et y existent en quantité plus ou moins considérable. Pour les détruire, Lister recommande l'eau chlorurée, l'acide sulfureux, les solutions fortes d'acide phénique ou de chlorure d'alumine. Dans les opérations où le chirurgien produit directement les solutions de continuité, il faut avoir soin d'empêcher la pénétration de ces germes dans les tissus par l'emploi de la pulvérisation ou spray.

Lister nous apprend que la solution pour le spray ne doit pas être de plus de $^1/_{100}$ ; les solutions fortes ont l'inconvénient d'abîmer les mains du chirurgien, d'irriter trop forte-

ment les tissus mis à nu, et d'y produire même de la cauté-
risation et des escarres. Pour éviter ce dernier inconvénient,
Lister recommande de s'abstenir de lavage, le spray suffit
parfaitement pour tenir les plaies dans un état de propreté
convenable.

Les éponges employées pendant les opérations et souillées
par le sang doivent d'abord être lavées dans l'eau, puis trempées dans une solution phéniquée forte de $\frac{1}{40}$, enfin dans une
solution faible de $\frac{1}{100}$.

A propos du catgut, Lister insiste de nouveau sur les avantages qu'il présente de se résorber facilement dans les plaies
aseptiques, et assez rapidement pour que les ligatures ne
puissent plus être considérées comme corps étrangers. Sans
y prêter aucune attention, Lister réunit les plaies par-dessus,
et prétend obtenir des réunions par première intention.

Lister démontre que le fil de catgut résiste à la décomposition putride, en plaçant des ligatures sur des tubes de
caoutchouc et en laissant séjourner ces tubes dans des liquides putrides.

Jamais Lister n'eut à déplorer une hémorrhagie ou une
formation d'abcès consécutives à la ligature au catgut.

Un des inconvénients de l'emploi de l'acide phénique est
de provoquer pendant les premières vingt-quatre heures un
écoulement abondant de liquide séreux. Lister recommande
de favoriser l'écoulement de ce liquide en plaçant à la partie
déclive de la plaie soit une mèche de lint enduite d'huile phéniquée, soit un *drain*. Il insiste encore une fois sur la nécessité de protéger la plaie et la jeune cicatrice contre l'action
irritante de l'acide phénique par le silk ou autre substance
semblable.

Lister vante l'avantage de sa méthode dans le traitement
des abcès, même des abcès par congestion, qu'il ouvre largement. Les collections purulentes les plus abondantes taris-
sent, dit-il, en quelques jours et au grand profit du malade,
dont la santé générale s'améliore notablement. Il rapporte, à
ce propos, un exemple d'abcès par congestion traité de la
sorte et suivi de guérison.

Lister cite ensuite deux observations de ligatures de l'artère fémorale à l'aide du catgut, et suivies de succès. Il recommande l'emploi du catgut dans les sutures, entre autres les sutures péritonéales dans les opérations de cure radicale des hernies. Les sutures au catgut peuvent être pratiquées dans la profondeur des tissus et laissées en place ; elles se résorbent. Lister cite encore une opération d'avivement, par le ciseau, d'une fracture non consolidée du col du fémur, chez un homme de 35 ans. L'opération a été suivie de guérison, grâce à la méthode antiseptique. D'après Lister, enfin, l'extraction des corps articulaires, l'ouverture des articulations en général, les résections articulaires deviendraient des opérations faciles.

L'auteur termine son mémoire en disant que la pyémie, l'érysipèle et la pourriture d'hôpital sont devenus excessivement rares à l'hôpital de Glascow, à Édimbourg, à Liverpool, à Copenhague, depuis l'emploi de la méthode antiseptique.

*Onzième mémoire.* — Dans un article publié dans le *Quaterly Journal of microscopical Sciences* de 1873, Lister a réuni une série de recherches dont quelques-unes avaient déjà été communiquées à la Société royale d'Édimbourg ; elles se rapportent à l'histoire naturelle des bactéries et à l'étude du rôle des germes dans les fermentations. Les résultats de ces recherches exposées d'une manière très-minutieuse, ont porté Lister à conclure que la même bactérie, placée dans des conditions différentes, peut produire dans le même liquide des fermentations très-différentes entre elles ; il faut donc admettre que le même être organisé peut, tantôt rester sans effets, d'autres fois au contraire provoquer des phénomènes très-nuisibles à l'organisme.

Lister s'appuie sur ces mêmes recherches pour rejeter l'hypothèse de la spécificité des germes de la pourriture d'hôpital et autres accidents analogues. Les êtres organisés que l'on rencontre sur les plaies et les ulcères dans une salle d'hôpital, peuvent se modifier et se transformer dans les liquides qui séjournent et se putréfient dans un pansement non renouvelé. L'infection des salles d'un hôpital peut donc provenir non de l'introduction de quelque nouveau germe pernicieux, mais uniquement d'une modification des micro-organismes préexistants.

*Douzième mémoire* (1). — Dans une communication adressée à Thamhayn, le traducteur de ses œuvres, Lister nous fait connaître les dernières modifications qu'il a introduites dans l'exécution de sa méthode de pansement. Il recommande de nouveau les solutions phéniquées plus concentrées qu'à $^1/_{100}$, et emploie des solutions à $^1/_{40}$, et même à $^1/_{20}$, pour le lavage de la région opératoire et des éponges Cette dernière solution est également prescrite pour le lavage des plaies septiques. Pour les foyers de fractures compliquées, Lister a même employé des solutions alcooliques de $^1/_{5}$. Pour le spray, la solution est de $^1/_{40}$.

La gaze phéniquée et le mackintosh ont rendu de signalés services. Ce dernier peut servir indéfiniment, à moins qu'il n'ait été sali par les liquides de la plaie; dans ce cas, il faut le tremper avant son emploi dans une solution forte d'acide phénique, ou bien l'incorporer un jour à l'avance entre les couches de gaze du pansement prochain; le caoutchouc qui le recouvre s'imbibe ainsi de l'acide phénique qui se dégage de la gaze.

Comme à la température ordinaire la gaze dégage peu d'acide phénique, les germes déposés à sa surface pourraient ne pas être assez rapidement détruits, notamment si la plaie sécrète des liquides en quantité considérable qui entrent facilement en décomposition. Il paraît, en conséquence, prudent à Lister de projeter sur la surface inférieure du pansement, avant son application, un jet de spray, ou mieux encore d'humecter cette couche avec une solution phéniquée concentrée, ou même de recouvrir directement la plaie avec un morceau de gaze trempée dans cette solution.

Lister appelle ensuite l'attention sur l'état des instruments employés dans le cours d'une opération; sur celui des sondes,

(1) THAMHAYN. *Der Lister'sche Verband.* Leipzig, 1875, p. 240.

bougies, spéculums, etc. Tous ces objets doivent être préalablement lavés dans une solution concentrée, puis trempés dans une solution phéniquée huileuse de $\frac{1}{20}$.

Lister a recours à une solution huileuse de $\frac{1}{10}$ toutes les fois qu'il veut employer une solution qui conserve longtemps sa propriété antiseptique. Quand il s'agit de rendre antiseptiques des trajets fistuleux ou des plaies situées au voisinage de la bouche ou du rectum, Lister emploie une solution de chlorure de zinc de $\frac{1}{12}$; dans les cas où il y a un écoulement abondant, on applique en outre, quelquefois toutes les trois heures, un morceau de lint trempé dans une solution phéniquée huileuse de $\frac{1}{10}$.

Lister insiste sur la nécessité absolue du drainage; un ou plusieurs drains sont placés dans la plaie, coupés au niveau de la peau et fixés par un fil; ils donnent issue aux liquides sécrétés par la plaie, liquides d'autant plus abondants que l'acide phénique a plus irrité la plaie. La rétention des liquides, comme on sait, amène facilement des accidents qu'il faut éviter.

Devant le drain il peut être utile de placer une éponge rendue antiseptique par le séjour prolongé dans une solution aqueuse au $\frac{1}{20}$. Cette éponge absorbe les liquides qui s'écoulent par le drain. Si elle est suffisamment volumineuse et le pansement suffisamment serré, elle produit en même temps une compression légère, élastique, qui maintient l'affrontement des parties et empêche toute collection de liquides entre les lambeaux et les lèvres de la plaie.

Enfin Lister raconte les essais qu'il a faits avec un onguent antiseptique, composé: d'acide borique, 1 partie; de cire, 1 partie; d'huile d'amandes douces et de paraffine, àà 2 parties. Les propriétés antiseptiques de l'acide borique sont démontrées par un certain nombre d'observations et d'expériences. Des morceaux de lint trempés dans une solution aqueuse d'acide borique et séchés constituent le *boracite lint*. Pendant l'évaporation de l'eau, l'acide borique se dépose à l'état cristallisé dans les mailles du lint.

Le *boracite lint* a rendu service à Lister dans le traitement antiseptique d'un certain nombre de plaies et d'inflammations des téguments, dans les greffes épidermiques, etc. D'après le chirurgien anglais, dans un grand nombre de cas, notamment dans les opérations autoplastiques où les téguments intéressés ne sont pas le siége de quelque travail inflammatoire, le spray et l'acide phénique sont inutiles, quelquefois même nuisibles et très-avantageusement remplacés par l'onguent et le lint boraciques.

## II.

### LA MÉTHODE ANTISEPTIQUE DE LISTER EN FRANCE ET EN ALLEMAGNE.

Les travaux de Lister, que nous venons de résumer dans le chapitre précédent, furent d'abord connus en Allemagne. Les premières publications sur la méthode antiseptique sont dues à Schultze (1) et à Lesser (2); à celles-ci succédèrent bientôt de nombreux mémoires parmi lesquels nous citerons ceux de Bardeleben (3), de Volkmann (4), de Thiersch (5), de Nusbaum (6), de Socin (7) et tant d'autres dont nous parlerons dans le cours de ce travail.

En France, la méthode antiseptique a été connue et vulgarisée par une série d'articles de journaux et un excellent

1. SCHULTZE. *Ueber Lister's antiseptische Wundbehandlung nach persönlichen Erfahrungen. (Sammlung Klinischer Vorträge,* n° 52. Leipzig.)

(2) LESSER. *Einige Worte zum Verstandniss der Lister'schen Methode der Wundbehandlung (Deutsche Zeitschrift für Chirurgie,* tome III, 1873, p. 402.)

(3) BARDELEBEN. *Verhandlungen der deutschen Gesellschaft für Chirurgie.* 3. Congress. 1874.

(4) VOLKMANN. *Beiträge zur Chirurgie.* Leipzig, 1875.

(5) THIERSCH. *Sammlung Klinischer Vorträge,* n°ˢ 84 et 85.

(6) NUSBAUM. *Lister's grosse Erfindung. (Aerztliches Intelligenzblatt.* München. 1875.)

(7) SOCIN. *Jahresbericht aber die Chirurgische Abtheilung.* Bâle, 1874.

petit manuel dus à M. Lucas-Championnière (1), par la thèse du Dʳ Zayas-Bazan (2), la traduction d'un chapitre du traité de Holmes que M. Terrier (3) fit paraître dans les *Archives générales de médecine*, et la traduction du mémoire de Lesser publiée par A. Küss (4) dans la *Gazette médicale* de Strasbourg. Citons ensuite les travaux de MM. Verneuil et Saxtropf (de Copenhague) (5), Eugène et Jules Bœckel (de Strasbourg (6), Guyon (7), Pozzi (8), Letiévant (de Lyon) (9), Panas (10), et enfin quelques articles de journaux dus à MM. Strauss (11), Aubert (12), Danutz (13) et Manoury (14). Nous ne pouvons omettre de mentionner la grande discussion qui vient d'avoir lieu à l'Académie de médecine et les remarquables discours de MM. Verneuil, Rochard, Perrin, Richet, Trélat, Legouest, Gosselin, Le Fort, J. Guérin, Pasteur, A. Guérin, Chassaignac, bien que dans ces communications il ne soit question qu'accessoirement de la méthode de Lister.

(1) LUCAS-CHAMPIONNIÈRE. *Chirurgie antiseptique.* Paris, 1876, et *Journal de médecine et de chirurgie pratiques,* Janvier 1869, septembre et octobre 1875, février 1876.

(2) ZAYAS-BAZAN. *Sur le Système de traitement antiseptique.* Thèse de Paris, 1873, n° 39.

(3) TERRIER. *Archives générales de médecine,* 1871, t. II, et *Petite chirurgie* de Jamain. Édition 1872.

(4) A. Küss. *Étude sur le traitement antiseptique de Lister.* traduction du mémoire de Lesser. (*Gazette médicale de Strasbourg.* 1874, p. 51, 71 et 77.)

(5) VERNEUIL ET SAXTROPF. *Bulletin de la Société de chirurgie,* 1875, 16 juin. et 1876, 26 janvier.

(6) E. BŒCKEL. *De la Réunion immédiate et du mode de pansement des plaies.* (*Gaz. méd. de Strasbourg,* 1874, p. 137-147). J. BŒCKEL. *Résultats de la méthode antiseptique.* (*Gaz. méd. de Strasbourg,* 1876, p. 12, 22, 34, 83, 106. et 1877, p. 11, 13, 15, 17. 75, 83 et 114.)

(7) *Bulletin de la Société de chirurgie.* 1876, 24 mai.

(8) POZZI. *Quelques Observations à propos du pansement de Lister.* (*Progrès médical,* novembre et décembre 1876.)

(9) LETIÉVANT. *De la Réunion immédiate dans les amputations et du pansement antiseptique au point de vue des résultats pratiques.* (*Lyon médical,* 1877, n° 50.)

(10) PANAS. *Du Pansement antiseptique de Lister.* (*Gaz. hebd.,* 1878, n° 20.)

(11) STRAUSS. *Méthode de Lister.* (*Gaz. méd. de Strasbourg,* 1871-1872, p. 195.)

(12) AUBERT. (*Lyon méd.,* 1875, 31 octobre.)

(13) DANUTZ. *Pansement de Lister.* (*Gaz. hebd.,* 1875, p. 38.)

(14) MANOURY. *La Chirurgie antiseptique à Édimbourg.* (*Progrès méd.* 1876 p. 701, et 1877, p. 763.)

La méthode antiseptique a été étudiée et discutée à plusieurs points de vue particuliers, dont nous allons successivement rappeler les principaux.

### 1° Le principe de la méthode et la théorie des germes.

La méthode de Lister repose sur la théorie dite des germes. Sans vouloir ni discuter ni approfondir cette théorie, qui est issue des travaux de Pasteur (1), de Davaine (2), de Lemaire (3), de Coze et Feltz (4), il nous a semblé intéressant de rappeler les principaux travaux qui ont plus particulièrement eu pour but d'étudier ses applications à la chirurgie, notamment ses rapports avec la production des accidents des plaies.

Les chirurgiens sont loin d'être d'accord sur l'étiologie de ces accidents. Pour les uns, ce sont les micro-organismes (bactéries) qui en sont la cause; pour les autres, ces infiniment petits ne jouent qu'un rôle secondaire, et d'autres facteurs interviennent dans la production de la septicémie et de la pyohémie.

Parmi les savants étrangers, nous citerons d'abord Billroth, dont tout le monde connaît le beau travail sur la *Coccobactéric septique* (5). Après une étude minutieuse et détaillée des nombreuses variétés de ces infiniment petits, Billroth discute le rôle que ces organismes inférieurs jouent dans le développement et la propagation des accidents des plaies; il

---

(1) *Comptes rendus de l'Academie des sciences*, 1860, t. L, p. 303, et 1863, t. LVI, p. 416.

(2) DAVAINE. *Recherches sur les infusoires du sang dans la maladie connue sous le nom de sang de rate.* (*Comptes rendus*, 1863, t. LVII, p. 220, 351 et 386.)

(3) LEMAIRE. *De l'Acide phénique, de son action sur les végétaux, les animaux, les ferments, les virus, les miasmes, et de ses applications à l'industrie, à l'hygiène, aux sciences anatomiques et à la thérapeutique.* Paris, 1863. 1ʳᵉ édit.

(4) COZE et FELTZ. Réunion des Sociétés savantes. 1865. *Recherches chimiques et expérimentales sur les maladies infectieuses.* 1872.

(5) BILLROTH. — *Untersuchungen uber die Vegetationsformen von Coccobacteria septica und den Antheil, welchen sie an der Entstehung und Verbreitung der accidentellen Wundkrankheiten haben.* Berlin. 1874.

nous dit à ce propos que le danger d'une infection par les micrococcos ou les bactéries contenus dans l'eau ou dans l'air est beaucoup moindre qu'on ne l'a admis dans ces derniers temps (1) ; la question des rapports étiologiques entre les bactéries et les maladies septiques et la putridité du sang est loin de pouvoir être considérée comme résolue. Pour Billroth, le phlegmon, la diphthérie des plaies, la gangrène phagédénique, l'érysipèle, la lymphangite, la phlébite se développent sous l'influence d'un ferment spécial, le *zymoïde phlogistique,* créé par l'inflammation ; enfin la septicémie lui semble produite par un ferment, le *zymoïde septique,* très-proche parent du zymoïde phlogistique et dont la coccobactérie n'accompagnerait pas nécessairement le développement.

Les recherches de Billroth ont été le point de départ d'une série de travaux sur la même question. Ainsi Tiegel (2) avança que les germes de la coccobactérie existaient positivement dans l'organisme sain, et affirma en avoir constaté dans le poumon, le foie, la rate, les glandes salivaires, les glandes lymphatiques, le tissu musculaire et le sang.

Rappelons ici que MM. Nepveu (3) et Bergeron (4) ont constaté la présence des bactéries, l'un dans certaines collections sous-cutanées, l'autre dans les pus d'abcès développés spontanément sans plaie appréciable.

Pour Panum (5), « il existe dans les liquides putrides un corps chimiquement isolable, spécifique, soluble dans l'eau, qui, lorsqu'il pénètre dans le sang, détermine une série de symptômes que l'on désigne sous le nom d'infection putride ou septique. Ce corps, malgré les réactifs qui éloignent ou

(1) BILLROTH, *loc. cit.,* p. 128, 146, 165, 193 et 200.

(2) TIEGEL. *Ueber Coccobacteriæ septicæ im gesunden Wirbelthier-Kœrper.* (*Archiv für pathol. Anat.,* 1874, t. LX, p. 453.)

(3) NEPVEU. *Présence des bactéries dans les collections sous-cutanées.* (*Gaz. méd. de Paris,* mars 1875.)

(4) BERGERON. *Sur la Présence et la formation des vibrions dans le pus des abcès* (*Gazette médicale de Paris,* 1875.)

(5) PANUM. *Das putride Gift, die Bacterien, die putride Infection oder Intoxication und die Septicæmie.* (*Archiv für pathologische Anatomie,* t. LX, p. 301.)

détruisent les germes, conserve son activité absolument intacte. » Son rapport avec ces derniers n'est donc pas défini.

Après une série d'expériences instituées sur les animaux
et même sur l'homme, Arnold Hiller (1) refuse aux bactéries
la propriété d'engendrer l'inflammation, la suppuration
et les accidents infectieux; il considère leur présence dans
le pus et sur les plaies comme un phénomène purement
*accidentel*.

Dans un second mémoire (2), Hiller conclut que « ces organismes existent généralement, peut-être même toujours,
dans les complications des plaies ; que ce sont eux qui por-
tent le poison septique, et peut-être le reproduisent ou le
développent; mais ils ne peuvent, d'après lui, ni perforer les
tissus, ni les détruire par leur végétation, ni y développer, en
tant qu'individus vivants, l'inflammation et la suppuration.

Plus tard (3), Hiller s'est rangé de l'avis de Panum, et par
de nombreuses expériences, très-intéressantes du reste, il
conclut que « le poison putride est de nature chimique ; que
les effets de ce poison ne dépendent point de la présence de
micro-organismes vivants, et que les phénomènes caractéris-
tiques de l'infection putride ou septique peuvent se produire
sans aucune participation des bactéries ou des micrococcos.

Dans un dernier mémoire (4), Hiller affirme encore une
fois que l'infection putride et la septicémie peuvent se produire sans le concours des organismes inférieurs dont la
présence, quoique constante, n'est qu'*accidentelle*, indépen-
dante, consécutive et s'explique difficilement. Pour cet
auteur, le poison putride introduit dans l'organisme détermine des effets de fermentation et un état pathologique, la
septicémie, par l'intermédiaire duquel il se reproduit sous

(1) A. HILLER. *Bacterien und Eiterung* in *Centralblatt für Chirurgie*, 1874,
t. I, p. 513.

(2) A. HILLER. *Ein experimenteller Beitrag zur Lehre von der organisirten
Natur der Contagion und von der Fäulniss*. (*Archiv für klinische Chirurgie*,
1875, Bd. XVIII, 4.)

(3) A. HILLER. *Ueber putrides Gift*. (*Centralb. für Chirurgie*, 1876, p. 145,
161 et 177.)

(4) A. HILLER. *Die Entzündungs- und fiebererregenden Eigenschaften der
Bacterien*. (*Berlin. Klin. Wochenschrift*, 1877, n°⁰ˢ 2, 3 et 6.)

une forme plus toxique et *contagieuse*. La naissance de ce poison putride dans les matières en putréfaction et le rôle des bactéries dans cette production restent inconnus.

E. Anders (1) prétend avoir pu isoler le poison putride et les micro-organismes, malgré les rapports intimes dans lesquels ces corps se trouvent.

En France, des opinions analogues ont été soutenues par M. Onimus (2). Cet observateur croit pouvoir conclure de ses expériences : 1° que le virus de l'infection putride n'est point un ferment organisé appartenant à la famille des vibrioniens ; 2° que les organismes inférieurs n'ont par eux-mêmes aucune action toxique ; qu'ils semblent être le résultat et non la cause des altérations putrides ; 3° que le virus de l'infection putride n'est point une substance dialysable, ce qui permet de le rapprocher des substances albuminoïdes.

Dans un deuxième mémoire, M. Onimus (3) avance qu'un sang virulent conserve sa virulence malgré la disparition des organismes vivants, et d'un autre côté, un sang peut n'avoir aucune influence toxique malgré la présence de ces organismes.

En opposition avec Billroth, Tiegel, Panum, A. Hiller, E. Anders, Onimus et autres se trouvent, en Allemagne, les partisans de l'opinion de Hüter (4) qui, dans sa *Pathologie générale,* déclare que les organismes inférieurs sont l'unique condition étiologique du développement de l'inflammation, de la suppuration et autres accidents des plaies.

Pour Klebs (5), il est hors de doute que la septicémie a

(1) ANDERS. *Experimentelle Beiträge zur Kenntniss der causalen Momente putrider Intoxication (Inaug.-Diss.,* Dorpat, 1876). — *Die giftige Wirkung der durch Bacterienvegetation getrübten Pasteur'schen Nahrflüssigkeit. (Deutsche Zeitschrift f. Chirurgie,* 1876, t. VII, p. 1.)

(2) ONIMUS. *Sur l'infection putride. (Note à l'Académie de médecine,* 11 mars 1873.)

(3) ONIMUS. *Nouvelle Note sur la septicémie. (Bulletin de l'Académie de médecine,* 15 avril 1876.)

(4) HÜTER. *Allgemeine Chirurgie,* 1873.

(5) KLEBS. *Beiträge zur Kenntniss der pathogenen Schizomyzeten. (Archiv für experiment. Pathologie, etc.,* 1875, Bd. III, p. 305; Bd. IV, p. 107, 207, 247 et 409.)

pour cause les schistomyxètes. Cet observateur affirme, contrairement à Billroth et Tiegel, dont il critique les expériences, que jamais les bactéries ne se développent, par exemple, dans la sérosité péricardique des animaux *sains*, mais que, par contre, on les y rencontre sur les animaux auxquels on a injecté des liquides putrides; elles proviennent donc incontestablement du sang. Klebs décrit l'organisme producteur de la septicémie, qu'il nomme le *microsporon septicum*, et d'après lui Tiegel aurait trouvé cet organisme complétement inoffensif, parce que les manipulations que cet expérimentateur lui a fait subir pour l'isoler l'ont altéré et ont détruit ses propriétés.

Après Klebs viennent Schuller (1), Weigert (2), qui rattachent aussi les accidents infectieux à la présence des bactéries dans le sang.

En France, le rôle des bactéries dans la septicémie a été étudié par MM. Pasteur, Coze et Feltz, Davaine, Vulpian, Behier et Liouville, Chauveau. Rappelons la savante discussion que ces travaux (3) ont soulevée à l'Académie de médecine et citons les dernières communications faites à l'Académie des sciences par M. Feltz, auquel de nombreuses expériences, instituées au laboratoire de physiologie pathologique de la Faculté de médecine de Nancy, ont démontré que la septicité du sang putréfié ne tient pas à un ferment soluble (4),

(1) SCHULLER. *Experimentelle Beiträge zum Studium der septischen Infection.* (*Deutsche Zeitschrift für Chirurgie*, Bd. VI.)

(2) WEIGERT. *Zur Bacterienfrage.* (*Berl. Klin. Wochenschrift*, 1877, n<sup>os</sup> 3, 6, 18 et 19.)

(3) PASTEUR. *Comptes rendus* 1860, 1864 et 1869. — COZE et FELTZ. *Loc. cit.* — DAVAINE. *Recherches sur quelques questions relatives à la septicémie.* (*Bulletin de l'Académie de médecine*, septembre-octobre 1872.) — DAVAINE. *Nouvelle Communication sur la septicémie.* (*Bulletin de l'Académie de médecine*, 24 décembre 1872 et 28 janvier 1873.) — VULPIAN. *Sur la Septicémie.* (Société de biologie, 11 décembre 1872.) — BÉHIER et LIOUVILLE. *Expériences sur la septicémie.* (*Bulletin de l'Académie de médecine*, 4 février ; et Société de biologie, décembre 1872, mars 1873.) — VULPIAN, DAVAINE, PASTEUR. Discussion sur la septicémie à l'Académie de médecine. (*Bulletin de l'Académie de médecine*, avril-mai 1872.) — CHAUVEAU. *Étude expérimentale sur les phénomènes de mortification et de putréfaction qui se passent dans l'organisme animal vivant.* (*Comptes rendus de l'Académie des sciences*, avril 1873.)

(4) FELTZ. Expériences démontrant que la septicité du sang putréfié ne tient pas à un ferment soluble. (*Comptes rendus*, t. LXXXIV, p. 709.)

mais aux ferments figurés (1), et qu'il n'y a pas, dans le sang putréfié toxique, de virus liquide ou solide en dehors des ferments organisés (2).

Viennent maintenant les travaux tout récents de Pasteur (3), qui, vu leur extrême importance, me semblent devoir être résumés ici.

Après avoir prouvé par une première série d'expériences, d'une manière indiscutable d'après lui, que le charbon est la maladie de la bactéridie, M. Pasteur a tenté la culture du *vibrion septique*. Ayant échoué dans ses essais de culture ordinaire, M. Pasteur eut l'idée que le vibrion septique pouvait être un organisme exclusivement anaérobie et que la stérilité des liquides ensemencés devait tenir à ce que le vibrion était tué par l'oxygène de l'air en dissolution dans ces liquides.

Dès lors, M. Pasteur essaya la culture des vibrions septiques dans le vide ou en présence de gaz inertes, tels que le gaz acide carbonique. Le vibrion septique se développa avec facilité dans le vide parfait et avec une facilité non moins grande en présence de l'acide carbonique pur.

« Ces résultats, dit M. Pasteur, avaient un corollaire obligé. En exposant le liquide chargé de vibrions septiques au contact de l'air pur, on devait tuer les vibrions et supprimer toute virulence. En plaçant quelques gouttes de sérosité septique étalée en très-mince épaisseur dans un tube couché horizontalement, et en moins d'une demi-journée, le liquide deviendra absolument inoffensif, alors même qu'il était, au début, à ce point virulent, qu'il entraînait la mort par l'inoculation d'une très-mince fraction de goutte. »

Il y a plus, ajoute M. Pasteur, tous les vibrions qui remplissent à profusion le liquide sous forme de fils mouvants, se détruisent, mais ces vibrions, qui sont adultes, seuls dis-

(1) FELTZ. *Expériences démontrant que la septicité du sang putréfié tient aux ferments figurés.* (*Comptes rendus*, t. LXXXIV, p. 953.)

(2) FELTZ. *Expériences démontrant qu'il n'y a pas dans le sang putréfié toxique de virus liquide ou solide en dehors des ferments organisés.* (*Comptes rendus*, t. LXXXIV, n° 23.)

(3) PASTEUR. *Bulletin de l'Académie de médecine*, 1878, n° 18, p. 432, (Séance du 30 avril.)

paraissent, se brûlent et perdent leur virulence au contact de l'air ; les corpuscules-germes, dans ces conditions, se conservent, toujours prêts pour de nouvelles cultures et de nouvelles inoculations.

« Qu'on expose, continue M. Pasteur, le liquide à vibrions septiques au contact de l'air, avec la seule précaution toutefois de lui donner une certaine épaisseur, ne fût-elle que de 1 centimètre, et en quelques heures voici l'étrange phénomène auquel on assiste. Dans les couches supérieures, l'oxygène est absorbé, là le vibrion meurt et disparaît. Dans les couches profondes, au contraire, au fond de ce centimètre d'épaisseur de liquide septique mis en expérience, les vibrions, protégés contre l'action de l'oxygène par leurs frères qui périssent au-dessus d'eux, continuent à se multiplier par scission ; puis peu à peu ils passent à l'état de corpuscules-germes, avec résorption du restant du corps du vibrion filiforme. »

C'est pour ce motif, dit M. Pasteur, que les maladies putrides et la septicémie peuvent exister à la surface de la terre, malgré la présence de l'oxygène de l'air atmosphérique qui détruit les vibrions ; c'est ainsi que les liquides putrescibles et le sang exposé au contact de l'air peuvent devenir septiques par les poussières que l'air renferme.

« Pour M. Pasteur, tous les vibrions ne sont pas anaérobies ; l'un des plus communs qu'on trouve fréquemment à la surface des infusions des matières organiques végétales exposées au contact de l'air, vibrion très-flexueux et très-rapide dans ses mouvements, est exclusivement aérobie. Il absorbe de l'oxygène et exhale de l'acide carbonique à très-peu près en volume égal, rappelant ainsi la physiologie de la bactéridie charbonneuse. Ce vibrion est inoffensif. Introduit sous la peau, il n'entraîne que des désordres locaux de peu d'importance. En comparant cette innocuité à la virulence du vibrion septique, on pourrait croire que le mode de vie si différent pour les deux vibrions, puisque l'un est aérobie et que l'autre est anaérobie, explique l'opposition de leurs actions sur l'économie. Mais les effets de la bactéridie charbonneuse qui, elle aussi, est essentiellement aérobie et néanmoins terrible, ne permettent pas de s'arrêter à cette supposition. Si ce vibrion aérobie est inoffensif, c'est qu'il ne peut vivre à la température du corps des animaux. Vers 38 degrés déjà, ses mouvements et sa multiplication sont suspendus, et une fois inoculé, il disparaît sous la peau comme digéré, si l'on peut dire ainsi. »

A côté des vibrions les plus dangereux, il en existe de fort innocents, et certes ces derniers sont loin d'être les seuls microbes dépourvus de toute virulence. C'est là pour Pasteur l'explication du résultat de certaines observations où de ces infiniments petits ont été trouvés en abondance sur les linges des pansements, et même sur les plaies en voie de guérison.

Entre autres observations importantes, l'expérience a encore prouvé à M. Pasteur que « les germes du vibrion septique sont absolument stériles en contact avec l'oxygène, quelle que soit la proportion de ce gaz, mais c'est à la condition, toutefois, qu'il y ait un certain rapport entre le volume d'air et le nombre des germes, car les premières germinations, enlevant l'air qui est en dissolution, peuvent devenir une protection pour les germes restants, et c'est ainsi qu'à la rigueur le vibrion septique peut se propager, même en présence de faibles quantités d'air, bien que cette propagation soit irréalisable si l'air afflue. »

Pasteur arrive ainsi à une observation thérapeutique trèsimportante pour nous : « Que l'on suppose, dit-il, une plaie exposée au contact de l'air et dans des conditions d'état putride pouvant amener chez l'opéré des accidents septicémiques simples, c'est-à-dire sans autre complication que celle qui résulterait du développement du vibrion septique. Eh bien, théoriquement du moins, le meilleur moyen auquel on pût recourir pour empêcher la mort consisterait à laver sans cesse la plaie avec une eau commune aérée ou à faire affluer à sa surface l'air atmosphérique. Les vibrions septiques adultes, en voie de scissiparité, périraient au contact de l'air; quant à leurs germes, ils seraient tous stériles.

« Bien plus, on pourrait faire arriver à la surface de la plaie l'air le plus chargé de vibrions septiques, laver la plaie avec une eau contenant en suspension des milliards de ces germes, sans provoquer pourtant la moindre septicémie chez l'opéré. Mais que, dans de telles conditions, un seul caillot sanguin, un seul fragment de chair morte se loge dans un coin de la plaie à l'abri de l'oxygène de l'air, qu'il y demeure entouré de gaz acide carbonique, ne fût-ce que sur une très-faible étendue, et aussitôt les germes septiques donneront lieu, en moins de 24 heures, à une infinité de vibrions se régénérant par scission, capables d'engendrer une septicémie mortelle à bref délai. »

M. Pasteur n'a rencontré dans la septicémie proprement dite qu'un seul vibrion, mais les nombreuses cultures qu'il a faites lui permettent de dire que les milieux où on le cultive font changer son aspect, sa facilité de propagation et de virulence. Le célèbre expérimentateur regarde donc comme prématurées, dans l'état présent de nos connaissances, les classifications et les nomenclatures proposées pour des êtres qui peuvent changer d'aspect et de propriété sous l'influence des conditions extérieures.

Pour éviter les dangers auxquels exposent les germes des microbes répandus à la surface de tous les objets, particulièrement dans nos hôpitaux, M. Pasteur insiste sur la nécessité de ne se servir que d'instruments d'une propreté parfaite, et après avoir nettoyé nos mains avec le plus grand soin et les avoir soumises à un flambage rapide, il ne faut employer que des objets préalablement exposés dans un air porté à la température de 130 à 150 degrés, et une eau qui avait subi la température de 110 à 120 degrés. Le nombre des germes répandus dans les poussières à la surface des objets ou dans les eaux communes les plus limpides est infiniment plus considérable que celui des germes en suspension dans l'air autour du lit des malades, et à peu près insignifiant à côté des premiers.

Enfin M. Pasteur croit avoir découvert et isolé un microbe spécial dont la propriété caractéristique serait d'engendrer du pus, et qui constituerait le microbe de l'infection purulente. « Tandis que le microbe générateur du pus forme, lorsqu'il est seul, un pus lié, blanc, à peine teinté de jaune ou bleuâtre, nullement putride, diffus ou enveloppé de ce qu'on a appelé une membrane pyogénique, n'offrant le plus souvent aucun danger, surtout s'il est localisé dans le tissu cellulaire, prêt enfin, si l'on peut ainsi dire, pour une résorption prompte, le moindre abcès que détermine ce microbe, lorsqu'il est associé au vibrion septique, prend un aspect blafard, gangréneux, putride, verdâtre, infiltré dans des chairs ramollies. Dans ces cas, le microbe générateur du pus, porté pour ainsi dire par le vibrion septique, accompagne ce dernier dans tout le corps ; les muscles, très-enflammés, pleins de sérosité, montrant même un peu partout des globules du pus, sont comme pétris des deux organismes. »

« On peut produire à volonté, dit M. Pasteur, des infections purulentes exemptes de tout élément putride et des infections purulentes putrides ou septicémiques, c'est-à-dire une septicémie purulente. »

Les nombreuses et remarquables expériences de Pasteur nous donnent la clef de bien des phénomènes observés en clinique, et la théorie dite des germes semble nous fournir, comme le dit M. Sédillot (1), l'explication rationnelle des succès comme des revers en chirurgie.

2° *Les bactéries et autres micro-organismes existent-ils à la surface de la plaie traitée par la méthode antiseptique?*

Pour les partisans comme pour les adversaires de la théorie antiseptique de Lister, il était important de savoir si les liquides trouvés sous le pansement contenaient des germes et quelle était la nature de ces derniers. Un grand nombre d'observations ont donc été faites dans ce sens.

Demarquay (2), dans 8 grandes opérations pour lesquelles il a eu recours à la méthode de Lister, a toujours constaté de nombreux vibrions sous le pansement.

(1) Académie des sciences (séance du 11 mars 1878).
(2) DEMARQUAY. *Sur le Pansement des plaies avec l'acide phénique (suivant le procédé de Lister) et sur le développement des vibrioniens dans les plaies. (Comptes rendus, t. LXXIX, p. 404.)*

Bouloumié (1) indique également la présence de proto-organismes sous le pansement d'un certain nombre d'opérés traités par la méthode de Lister.

« Le pansement de Lister, nous dit M. Nepveu (2), stricte-ment appliqué, laisse se développer les organismes inférieurs lorsque la plaie en traitement a été déjà en contact avec un foyer morbide contaminé. Mais, fait très-important, on peut ne pas trouver, comme j'ai eu l'occasion de le vérifier sur plusieurs amputés, pendant plusieurs jours, le moindre mi-crococcos, la moindre bactérie, comme aussi très-peu ou même point de globules de pus, sur la plaie récente d'un individu saisi par le traumatisme en pleine santé. »

Ranke (3), dans une série de 300 examens microscopiques recueillis sur 15 opérés différents traités par la méthode de Lister, plus un grand nombre d'observations isolées faites à la clinique de Halle, a toujours constaté la présence de toutes les formes de la coccobactérie, à savoir des micrococcos à l'état de liberté, la plupart du temps des diplococcos, pas toujours des streptococcos, plus rarement des bactéries de petite et moyenne grandeur. Ces micro-organismes se trou-vaient tantôt à l'état de repos, tantôt animés de mouvements très vivaces. Jamais Ranke n'a rencontré des gliacoccos. Tous ces organismes ont toujours offert une très-grande variété tant sous le rapport de leur nombre que sous celui de la combi-naison des formes, en sorte qu'il a été impossible à Ranke de trouver les rapports qui peuvent exister entre leur pré-sence et la marche de la cicatrisation, de la température, etc. Il est à noter toutefois que la végétation la plus abondante de streptococcos a été rencontrée sur le moignon d'un amputé de cuisse complétement apyrétique. Aussi Ranke pense-t-il

(1) BOULOUMIÉ. *Recherches et Observations sur les micro-organismes dans les suppurations, etc.* (Communication à l'Académie des sciences [séance du 12 janvier 1875].)

(2) NEPVEU. *Des Bactéries et de leur rôle pathogénique.* (*Revue des sciences médicales*, 1878, t. XII, p. 327.)

(3) RANKE. *Die Bacterien-Vegetation unter dem Lister'schen Verbande.* (*Centralblatt fur Chirurgie*, t. II, 1874, p. 193.)

pouvoir conclure que les micro-organismes ne sont pas la cause *unique* des accidents des plaies.

Des résultats en tout point analogues sont consignés dans un deuxième mémoire (1), où Ranke nous apprend que, sur les plaies aseptiques, il a constaté la présence des diverses formes de la coccobactérie, mais l'absence de zooglœa. Il a reconnu en outre que plus la sécrétion a été liquide, plus ces formations ont été nombreuses.

Les observations de Fischer (2), faites à la clinique de Luecke à Strasbourg, ont abouti au même résultat: sous des pansements exécutés d'une manière parfaitement irréprochable d'après l'auteur, on a trouvé les différentes formes de la coccobactérie septique, d'ordinaire des diplococcos et des streptococcos, moins souvent les gliacoccos; plus rarement des bactéries, parfois cependant ces dernières en grande abondance.

Les recherches faites par Schuller (3) démontrent que, si l'on soumet à la culture le liquide des plaies traitées par la méthode antiseptique, on n'obtient point en général des bactéries, même après un laps de temps de plusieurs semaines, si le blessé est apyrétique. Les bactéries apparaissent, au contraire, si le pansement de Lister a été appliqué d'une manière défectueuse, et dans les cas où avant l'opération il a existé de la suppuration et où l'on peut supposer, par conséquent, que les tissus renfermaient primitivement des bactéries ; enfin elles n'ont jamais manqué dans les cas où il y a eu des accidents et de la fièvre. Quand la fièvre diminue, la production des bactéries diminue également. Avec le pansement sévèrement exécuté, il est donc possible, d'après cet auteur, de mettre une plaie à l'abri des bactéries ou au moins d'annihiler les effets de ces dernières.

(1) RANKE. *Zur Bacterien-Vegetation unter dem Lister'schen Verbande.* (*Deutsche Zeitschrift für Chirurgie*, Bd. VII. p. 63.)

(2) E. FISCHER. *Der Lister'sche Verband und die Organismen unter demselben.* (*Deutsche Zeitschrift für Chirurgie*, Bd. VI. p. 319).

(3) SCHULLER. *Zur Frage der Bacterien - Vegetation unter dem Lister'schen Verbande.* (*Centralblatt für med. Wiss.*, 1876, n° 12.) — *Ueber die Bacterien unter dem Lister'schen Verbande.* (*Deutsche Zeitschr. für Chir.*, Bd. VII. p. 503.)

Sous le pansement à l'acide salycilique, Thiersch (1) a rencontré des points mobiles dont les plus petits pouvaient à peine se constater avec les lentilles à immersion et dont les plus gros ne dépassaient pas le volume de la bactérie globuleuse. D'après Thiersch, ces formes existent en abondance dans les premiers jours et sont douées de mouvements très-animés. Jamais Thiersch n'a pu constater de bactéries proprement dites.

Quelle que soit l'importance de toutes ces observations, les conditions de la présence et du développement des proto-organismes, la nature de ces organismes, sous le pansement de Lister, ne nous semblent pas encore suffisamment étudiées pour permettre une conclusion définitive.

### 3° *Valeur des substances antiseptiques.*

Certains observateurs ont avancé que l'acide phénique, qui joue un si grand rôle dans la méthode antiseptique de Lister, n'a aucune action sur les proto-organismes. Ainsi les expériences de Demarquay (2) ont fait grand bruit; elles devaient nous démontrer que les agents antiseptiques, l'acide phénique entre autres, ne prévenaient ni la genèse ni le développement des protozoaires et que, par conséquent, un pansement antiseptique ne pouvait s'opposer aux effets nuisibles de ces derniers.

En Angleterre, Thompson (3) mentionne des expériences analogues, faites par Dougall, puis répétées par lui-même, qui semblaient prouver également que les bactéries se développent facilement dans les solutions phéniquées telles qu'elles sont employées par Lister.

Antérieurement à Demarquay et à Thompson, M. Danion (4) avait déjà dit que l'acide phénique laissait toute leur mobilité aux microzoaires du sang typhoïde et varioleux.

(1) Thiersch, *loc. cit.*

(2) Demarquay. *Sur la Résistance des protozoaires aux divers agents de pansement généralement employés en chirurgie.* (Académie des sciences [séance du 4 janvier 1875].)

(3) Thompson. *The antiseptic System on Surgery.* (*Medic. Times and Gazette,* 1875, n° 6, p. 106.)

(4) Danion. *Quelques Recherches expérimentales sur l'acide phénique.* (*Thèses de Strasbourg,* 1869, 3° série, n° 427.)

Mais dès 1865, Lemaire a démontré l'action manifeste des solutions d'acide phénique sur les bactéries, et ses expériences ont été confirmées depuis par d'autres observateurs. Ainsi Davaine (1) nous a appris que l'acide phénique en solution de $^2/_{100}$ détruit le poison septique.

En Allemagne, nous citerons Fleck (2) et surtout Buchholtz (3), qui, par une étude comparative des différentes substances antiseptiques employées dans les pansements, sont arrivés aux résultats suivants :

La multiplication des bactéries est entravée par l'alcool (en solution de 2 p. 100) ; l'acide borique (0,75 p. 100) ; l'acide phénique (0,5 p. 100) ; l'acide salycilique (0,15 p. 100) ; l'acide benzoïque (0,1 p. 100) ; le thymol (0,05 p. 100), etc.;

Le développement des bactéries est supprimé par les solutions suivantes : alcool (22 p. 100) ; acide phénique (4 p. 100) ; thymol (0,5 p. 100) ; acide benzoïque (0,4 p. 100) ; acide salycilique (0,35 p. 100), etc.

Des recherches analogues ont été faites par J. Müller (4), Salkowsky (5), Letzerich (6), Okolow (7), et toutes conduisent à peu près au même résultat.

Avant de quitter ce sujet, signalons les observations de L. Lewin (8) sur le thymol, substance d'une grande puissance antiseptique et antifermentescible et qui ne tardera pas à être expérimentée dans la pratique.

(1) DAVAINE. *Recherches relatives à l'action des substances antiseptiques sur le virus de la septicémie.* (Société de biologie, 10 janvier 1874.)

(2) FLECK. *Benzoesäure, Carbolsäure, etc.* Munich, 1875.

(3) BUCHHOLTZ. *Antiseptica und Bacterien.* (*Archiv für experiment. Pathologie und Pharmak.,* 1875, Bd. IV, p. 3.)

(4) J. MÜLLER. *Ueber die antiseptische Eigenschaft der Salycilsäure, gegenüber der der Carbolsäure.* (*Berlin. klinische Wochenschrift,* 1875, p. 29.)

(5) SALKOSKY. *Ueber die antiseptische Wirkung der Salycilsäure und Benzoesäure.* (*Berlin. klinische Wochenschrift,* 1875, n° 22.)

(6) LETZERICH. *Experimentelle Untersuchungen und Beobachtungen über die Wirkung der Salicylsäure in der Diphterie.* (*Archiv für patholog. Anatom.,* Bd. LXIV, p. 102.)

(7) C. OKOLOW. *Ueber die Einwirkung der Salicyl- und der Benzoesäure auf Fäulniss und Gährung.* Inaugural-Diss. 1876.

(8) L. LEWIN. *Das Thymol als Antisepticum und Antifermentativum.* (*Archiv für pathol. Anat.,* Bd. LXV, p. 163.)

## 4° *Résultats statistiques obtenus par l'application de la méthode antiseptique.*

La valeur de la méthode antiseptique a été discutée au point de vue des résultats statistiques. Les publications médicales renferment à cet égard un nombre très-considérable de documents dont plusieurs de peu d'importance encore, mais dont les principaux méritent d'être connus.

Pour discuter les résultats obtenus jusqu'à ce jour par la méthode antiseptique dans les opérations, il est de toute nécessité d'avoir un point de comparaison et de rappeler auparavant quelques statistiques concernant les opérations en général.

Voici, par exemple, la *mortalité des amputations dans les hôpitaux anglais :*

A l'hôpital Saint-Bartholomé de Londres, les amputations pratiquées de 1865 à 1874 ont donné une mortalité de 18,92 p. 100 ; à Guy's Hospital, de 1869 à 1874, cette mortalité a été de 31,47 p. 100 ; à Saint-Georges Hospital, de 1867 à 1873, elle a été de 42,18 p. 100 ; à Philadelphie, à l'hôpital Pensylvania, elle a été de 27,27 p. 100 pour les amputations pratiquées de 1860 à 1864 ; à Glascow, à Royal Infirmary, elle a été de 28,78 p. 100 pour les amputations pratiquées de 1866 à 1874.

A Vienne, les amputations pratiquées à la Rudolf-Stiftung, de 1865 à 1873, ont donné une mortalité de 41,90 p. 100.

Dans les hôpitaux de Paris, Malgaigne a indiqué, pour les amputations pratiquées de 1835 à 1841, une mortalité de 55 p. 100 ; M. Trélat, pour la période de 1850 à 1861, indique 46,6 p. 100. Enfin M. Robuchon (1) donne, pour les amputations pratiquées de 1861 à 1864, une mortalité de 56 p. 100.

Quels sont maintenant les résultats de la méthode de Lister?

Lister lui-même ne nous a pas encore fourni de statistique

(1) ROBUCHON. *Observations et Statistiques pour servir à l'histoire des amputations.* Fontenay-le-Comte, 1872.

complète sur les résultats de sa méthode ; à l'hôpital de
Glascow, il a eu pendant les années 1867 à 1869, pour les
amputations, une mortalité de 15 p. 100, qu'il oppose à 45,7
p. 100 de mortalité obtenue, en 1864 et 1866, avant l'emploi
de sa méthode (1).

De 1872 à 1873, Lister eut 22,22 p. 100 de mortalité
pour 36 amputations (amputations partielles de la main et
du pied exceptées). Cette statistique publiée par Reyher (2) a
été opposée à son tour à celle des opérations de Spence (3),
qui, également à Edinburgh Infirmary, eut 30,55 p. 100 de
mortalité dans la période de 1872 à 1874.

Gueterbock (4) donne un tableau d'après lequel Lister
aurait eu, de 1869 à 1873, 26,32 p. 100 de mortalité pour
les grandes amputations, et Spence, de 1869 à 1875, 28
p. 100 pour les opérations analogues non traitées par la méthode antiseptique.

De 1870 à 1873, pour 123 opérations, Lister a eu une
mortalité de 17 p. 100 dans les salles où, de 1865 à 1868,
Syme en a pratiqué 120 avec 23,3 p. 100 de mortalité.

Dunlop (5), à Glascow Royal Infirmary, note 22,9 p. 100
de mortalité pour les amputations pratiquées en 1875 et
traitées par la méthode antiseptique.

Lund (6) eut 26 p. 100 de morts à Manchester Royal
Infirmary pour les amputations pratiquées dans l'espace de
cinq années.

En Allemagne, Bardeleben (7), à Berlin, indique pour les

(1) Voir p. 11 et 12.

(2) REYHER. *Antiseptische und offene Wundbehandlung.* (*Archiv f. klinische Chirurgie,* t. XIX, p. 712.)

(3) KIRWOOD. *Statistical Reports of the major operation performed by
Professor Spence in the Edinburgh Royal Infirmary.* (*Medic. Times and
Gazett.* 1875, p. 373.)

(4) GUETERBOCK. *Die neueren Methoden der Wundbehandlung auf statistischer Grundlage.* Berlin, 1876.

(5) DUNLOP. *Contribution to antiseptic surgery being notes of cases treated
in the Glascow Royal Infirmary.* (*Med. Times and Gazette.* 1876, p. 139.)

(6) LUND. *Five year's surgical work in the Manchester Royal Infirmary.*
(*Liverpool and Manchester med. and surg. Rep.,* 1874, p. 123.)

(7) BARDELEBEN, *Charité-Annalen,* Bd. I, p. 590, et *Klinische Mittheilungen uber
antiseptische Behandlung.* (*Berlin. Klinische Wochenschrift,* 1875, n° 29.)

amputations traitées par la méthode de Lister, une mortalité
de 33 p. 100 ; Volkmann (1), à la clinique de Halle, observa
une mortalité de 36,5 p. 100 pour l'année 1873, de 15
p. 100 pour l'année 1874, et pendant l'année 1875 il ne perdit pas un seul de ses amputés, ce qui fait pour les années
1873-1875 une mortalité moyenne de 16,7 p. 100.

A Wurzbourg, la statistique des opérations traitées par la
méthode de Lister a donné à Angerer (2) une mortalité de
14 p. 100. .

Thiersch (3), à Leipzig, par son pansement antiseptique à
l'acide salycilique, arriva à 13,7 p. 100 de mortalité.

Enfin Nusbaum (4), à Munich, vit la mortalité des amputations descendre jusqu'à 20 p. 100.

D'après Berns (5) la mortalité est tombée de 45 à 24 p. 100
dans le service de Czerny depuis l'application de la méthode
de Lister à l'hôpital de Fribourg.

Socin (6), à Bâle, pratiqua, en 1874 et 1875, 79 grandes
amputations et résections et ne perdit qu'un seul de ses opérés ; ce qui ne donnerait que 1,25 p. 100 de mortalité.

En France, le nombre des opérations pratiquées d'après la
méthode de Lister est encore trop minime pour que nous
puissions discuter les résultats obtenus au point de vue de la
statistique. Bornons-nous à indiquer toutefois que MM. Verneuil, Guyon, Lucas-Championnière, Pozzi, Letiévant, Panas,
ont observé une amélioration très-sensible des résultats de
leur pratique depuis l'emploi de la méthode antiseptique.

(1) VOLKMANN. *Beitrâge zur Chirurgie*, 1875; et TILLMANN, *Ein Wort zur
Lister'schen Wundbehandlungsmethode*. (*Centralblatt für Chirurgie*, t. II, p. 431
et 451.

(2) E. ANGERER. *Ein Beitrag zur Wundbehandlungsfrage*. (*Centralblatt für
Chirurgie*, t. III, p. 775.)

(3) THIERSCH, *loc. cit.*

(4) NUSBAUM. *Lister's grosse Erfindung*. (*Aerztliches Intelligenzblatt*. 1875,
n° 5.) — *Die chirurgische Klinik zu München im Jahre* 1875.

(5) BERNS. *Ueber die Erfolge der Lister'schen Wundbehandlung an der
Freiburger Klinik*. (*Archiv für Klin. Chirurg*. Bd. XX. p. 177.)

(6) SOCIN et BARTH. *Jahresbericht uber die chirurgische Abtheilung des
Spitals zu Basel für* 1874 (*Centralblatt für Chirurgie*, t. II, p. 78); *für* 1875
(*Centralblatt für Chirurgie*, t. III, p. 583.)

Sans nous exagérer la valeur des chiffres que nous venons
de citer, nous pouvons cependant en tirer cette conclusion :
c'est que si, pour les amputations en général, la mortalité a
flotté autrefois entre 56 p. 100 (hôpitaux de Paris, statistique
Robuchon) et 18,29 p. 100 (hôpital Saint-Bartholomé à Londres), avec l'emploi de la méthode antiseptique cette mortalité
a varié entre 33 p. 100 (Bardeleben, à l'hôpital de la Charité,
à Berlin) et 10 p. 100 (Nusbaum, à Munich); quelquefois elle
a été plus faible encore (Socin, à Bâle).

Les résultats obtenus sont moins appréciables si nous con-
sidérons chaque ordre d'amputations en particulier.

Ainsi les *amputations de cuisse* ont donné 28,8 p. 100 de
mortalité à l'hôpital de Saint-Bartholomé de Londres ; 50
p. 100 à l'hôpital Saint-Thomas de Londres ; 52,80 p. 100
dans les hôpitaux de Paris, d'après M. Trélat ; 63,4 p. 100 à
M. Malgaigne ; 66,4 p. 100 d'après les recherches de M. Robuchon, et jusqu'à 87 p. 100 à Billroth, à Zurich.

Ces mêmes amputations ont donné, avec la méthode de
Lister, 62 p. 100 de mortalité à Bardeleben, à Berlin, et à
Volkmann, à Halle ; 44 p. 100 de mortalité à Lister (d'après
Reyher), et 11 p. 100 seulement à Dunlop.

Pour les *amputations de jambe* les résultats ont été plus
favorables. Ainsi, après avoir donné 32 p. 100 de mortalité à
l'hôpital de Saint-Bartholomé à Londres ; 38 p. 100 à l'hôpital
Saint-Thomas ; 44 p. 100 dans les hôpitaux de Paris, d'après
M. Trélat ; 55 p. 100 à Malgaigne ; 58 p. 100 à Billroth, à Zurich, et 62,8 p. 100 d'après les recherches de Robuchon, les
amputations de la jambe traitées par la méthode de Lister
n'ont plus donné que 18 p. 100 de mortalité à Bardeleben,
à Berlin ; et Volkmann, Dunlop et Lister avancent ne plus
avoir eu d'insuccès pour ce genre d'opération.

Si nous opposons à ces chiffres, comme on a l'habitude de
le faire, les résultats obtenus par M. Rose (1), à Zurich, par
la méthode dite du pansement ouvert, et qui sont 18 p. 100 de
mortalité pour les amputations de jambe, 34 p. 100 pour les

amputations de cuisse, et 30 p. 100 pour les amputations en général, il est aisé de comprendre l'impossibilité qu'il y a de formuler quelque conclusion.

Et d'ailleurs combien d'objections n'y a-t-il pas à faire aux statistiques en général? Les résultats obtenus par les opérations chirurgicales varient avec la gravité des blessures. Dans telle statistique la liste des grands traumatismes est plus importante que dans telle autre. Tel chirurgien comprend dans son relevé les amputations partielles de la main ou du pied, tel autre les élimine soigneusement de sa statistique. Chez l'un, les opérations pour traumatismes sont plus nombreuses, chez un autre elles sont nécessitées par des affections chroniques. Tel chirurgien compte dans son service un plus grand nombre d'enfants, de jeunes gens, d'individus robustes et bien portants, tel autre a plus particulièrement à traiter des vieillards ou des individus épuisés et cachectiques. Les chiffres que l'on rapproche ne sont donc pas obtenus avec des données équivalentes et partant leur comparaison devient impossible.

D'une autre part, les conditions hygiéniques varient d'une localité à l'autre, d'un hôpital à l'autre, et même, dans un seul et même hôpital, d'un service à l'autre. Tel chirurgien opère avec plus de soin, plus délicatement que tel autre, ou bien encore il traite les blessés différemment, emploie d'autres procédés de pansement. Enfin, dans un même hôpital, dans le même service, la mortalité varie d'une année à l'autre. Tous les chirurgiens ont reconnu l'existence des séries heureuses.

Gueterbock (1), de Berlin, dans un travail intéressant à plus d'un titre, a entrepris une discussion approfondie de toutes les conditions si diverses du problème, et, après avoir cherché quelle pouvait être l'influence de la méthode de pansement sur les résultats des opérations chirurgicales, il conclut que le traitement de la plaie ne constitue qu'un seul des facteurs qui déterminent l'issue d'une blessure ou d'une opération chirurgicale. Loin de nier l'influence que le trai-

---

(1) GUETERBOCK. *Die neueren Methoden der Wundheilung auf statistischer Grundlage.* Berlin, 1876.

tement local des plaies peut avoir sur les résultats obtenus, la regardant même comme très-importante, Gueterbock est néanmoins d'avis que, plus la somme des cas est considérable, plus l'influence du pansement sur la statistique finale s'efface devant les autres éléments très-nombreux et très-complexes du problème. Il termine enfin en disant qu'il lui a été impossible, par la comparaison des trois méthodes de pansement actuellement en discussion, de proclamer, de par la statistique, la supériorité de l'une ou de l'autre de ces méthodes.

Il nous semble que le chirurgien berlinois se montre un peu trop sévère, et si les statistiques des opérations chirurgicales en général ne nous permettent pas, quant à présent, d'affirmer hautement la supériorité de la méthode antiseptique, nous avons pourtant été très-frappé des résultats que cette méthode a permis d'obtenir dans un certain nombre de traumatismes et d'opérations.

Ainsi les *fractures compliquées* ont donné, à l'hôpital Saint-Georges de Londres (1), une mortalité de 37 p. 100 ; dans les hôpitaux d'Allemagne (2), celle-ci a été de 38 p. 100 à Gœttingue ; de 39 p. 100 et même 40,6 p. 100 à Halle; de 40,5 p. 100 à Breslau ; de 41,8 p. 100 à Bonn et à Zurich (statistique de Billroth). Avec la méthode du traitement des plaies à découvert, Rose a obtenu une mortalité de 25,4 p. 100. En somme, celle-ci a donc flotté entre 25,4 et 41,8 p. 100.

Avec la méthode antiseptique, les résultats se sont améliorés d'une manière réellement surprenante. Ainsi Schede (3), à Berlin, n'a eu que 2 morts sur 28 fractures compliquées, Bardeleben (4) ne perdit que 9 malades sur 56 blessés atteints de fractures compliquées. Enfin Volkmann (5) a fait connaître récemment une série de 75 fractures compliquées, toutes

---

(1) GUETERBOCK, *loc. cit.*

(2) GROSS. *Leçons de clinique chirurgicale.* 1er fascicule. Paris, 1878, p. 23.

(3) WILAT. *Die complicirten Fracturen.* (*Centralb. für Chirurgie,* 1877, n° 47.)

(4) KÖHLER. *Die complicirten Fracturen im Jahr* 1875. (*Charité-Annalen,* II année. In *Centralb. für Chirurgie,* t. IV, p. 143.)

(5) VOLKMANN. *Die Behandlung der complicirten Fracturen.* (*Sammlung klinischer Vorträge,* 1877. Nos 117 et 118.)

suivies de guérison. Et pourtant ces 75 fractures se décomposent ainsi qu'il suit : fractures compliquées du bras, 8 cas ; de l'avant-bras, 20 cas ; de la cuisse, 1 cas ; de la rotule, 3 cas ; de la jambe, 43 cas. Dans 21 cas, Volkmann indique l'ouverture d'une articulation comme complication. Dans 8 cas, il dut pratiquer des amputations secondaires, dans 7 autres des résections. Dix de ses blessés avaient de 40 à 50 ans, neuf de 50 à 60 ans, et cinq de 60 à 70 ans.

Ajoutons toutefois que Schede, Bardeleben et Volkmann, tout en appliquant très-minutieusement la méthode antiseptique au traitement des fractures compliquées, ont mis le plus grand soin à assurer l'immobilité par les appareils de contention les plus modernes et les plus efficaces.

Quoi qu'il en soit, les résultats obtenus par ces chirurgiens sont assurément très-remarquables, et la mortalité de 1,16 p. 100 de Bardeleben, de 9,5 p. 100 de Schede et l'heureuse série de Volkmann méritent toute l'attention des chirurgiens.

Un autre fait doit encore être pris en sérieuse considération ; il s'agit des résultats extraordinairement favorables obtenus par l'application de la méthode antiseptique à l'exécution de certaines opérations qui étaient à peu près complétement abandonnées à cause de leur issue la plupart du temps malheureuse.

Ainsi V. Czerny (1), à l'exemple de Lister, pratiqua 9 fois *l'opération de la cure radicale des hernies* avec ouverture, excision du sac et suture du péritoine, et les 9 opérations furent suivies d'un résultat immédiat irréprochable. Schede (2) pratiqua 8 fois la même opération et avec le même succès. Cinq observations analogues ont été publiées par Mayer (3) et Risel (4).

(1) CZERNY. *Beiträge zur operativen Chirurgie.* Stuttgart, 1878.
(2) SCHEDE. *Zur Frage von der Radicaloperation der Unterleibsbrüche.* (*Centralb. für Chirurgie*, t. IV, p. 680.)
(3) MAYER. *Zur Ausschneidung des Bruchsackes.* (*Centralb. für Chirurgie*, t. IV, p. 547.)
(4) RISEL. *Ueber Radicalheilung von Hernien.* (*Centralb. für Chirurgie*, t. IV, p. 619.)

Volkmann (1) a pratiqué jusqu'à ce jour 69 opérations
de *cure radicale de l'hydrocèle* par incision de la tunique
vaginale, et, grâce à la méthode antiseptique strictement
appliquée, il n'a jamais observé d'accident consécutif à cette
opération, qui, dit-il, n'a pu être exécutée autrefois sans
être suivie de phlegmon du scrotum, de décollement et d'in-
filtration purulente dans le tissu cellulaire ou le long du cor-
don spermatique.

L'exemple de Volkmann a été suivi par Albert (2) à qui
nous devons 10 opérations analogues. Schede (3) fit trois
fois l'incision de l'hydrocèle. Reyher (4) la pratiqua sept fois ;
Trendelenberg (5), deux fois ; Kuster (6), quatorze fois. Nous
connaissons ainsi un total de 105 opérations, toutes pratiquées sans accidents ni locaux ni généraux.

Schede (7) pratiqua treize fois la *ponction de l'hydarthrose
du genou* chez 10 malades ; il perdit un de ses opérés de tuberculose, les 9 autres guérirent. Dans 5 ponctions la réaction a été nulle et l'épanchement ne s'est pas reproduit. Quatre
fois Schede observa une réaction plus ou moins vive, de la
sensibilité de l'article, de la fièvre et une reproduction mo-
mentanée de l'épanchement ; une fois il y eut de la fièvre sans
reproduction de l'épanchement, une fois épanchement sans
fièvre, et deux fois pas de fièvre et récidive de l'affection.

Schede traita encore par la ponction cinq épanchements
intra-articulaires consécutifs à un rhumatisme articulaire,
dont deux étaient purulents et les autres séro-purulents. Le
résultat fut moins heureux, mais toujours exempt d'accidents.

(1) VOLKMANN. *Berliner klinische Wochenschrift*, 1876, n° 3, et GENZMER.
*Die Hydrocele und ihre Heilung durch den Schnitt bei antiseptischer Wund-
behandlung. (Sammlung klinischer Vorträge*, 1878, n° 135.)

(2) ALBERT. *Ueber die Arthrotomie nebst einigen Bemerkungen über den
Lister'schen Verband. (Wiener medic. Presse*, 1877, n° 25, et *Beiträge zur
operativen Chirurgie*. Vienne, 1878, p. 38.)

(3) SCHEDE, cité par Genzmer, *loc. cit.*

(4) REYHER. *St-Petersburger med. Wochenschrift*, 1876, n° 28.

(5) TRENDELENBERG. *Berliner klinische Wochenschrift*, 1877, n° 2.

(6) KUSTER. *Fünf Jahre im Augusta-Hospital*. Berlin, 1877.

(7) RINNE. *Die antiseptische Punction der Gelenke und das Auswaschen
derselben mit Carbolsäurelœsungen. (Centralb. fur Chirurgie*, 1877, 49 et 50.)

Enfin, dans trois cas d'arthrite traumatique suppurée, la valeur de la ponction est restée douteuse.

De ces observations Schede croit pouvoir conclure que la ponction de l'articulation du genou, pratiquée d'après les règles de la méthode antiseptique, est une opération qui ne présente absolument aucun danger, et qu'elle est le moyen thérapeutique le plus sûr et le plus rapide pour guérir les synovites aiguës, les épanchements séreux subaigus et chroniques, enfin qu'elle est indiquée dans les affections catarrhales purulentes, les hémarthroses, les arthroméningites parenchymateuses suppurées, les formes légères de l'arthrite fongueuse.

A propos de la bénignité des plaies articulaires traitées par la méthode antiseptique de Lister, nous citerons encore les résultats tirés de la pratique de Saxtorph (1), de Copenhague : ce chirurgien a pratiqué huit fois l'extraction de corps mobiles par une incision à ciel ouvert, et sept de ses malades ont guéri sans arthrite purulente. Un seul cas fait exception ; c'est celui d'un jeune homme chez lequel le pansement s'était une fois déplacé, et chez lequel par conséquent la plaie a été un moment à découvert. Ce jeune homme succomba à l'infection purulente.

Saxtorph a fait plus de cent fois la ponction dans des cas d'hydarthrose sans avoir perdu un seul malade.

MM. Lucas-Championnière et Panas (2) rapportent quatre observations d'ouverture du genou dans un but thérapeutique ; les quatre opérations ont été suivies de succès. Ajoutons ici, pour être complet, une observation de M. E. Bœckel (3) où malheureusement l'opération a eu une issue fatale.

Albert, à Insbruck, pratiqua la taille suspubienne en employant la méthode de Lister et vit son malade guérir sans réaction aucune.

Nous pourrions citer bien d'autres opérations isolées pra-

(1) SAXTORPH. *Faits de pratique chirurgicale.* (*Bulletin et Mémoires de la Société de chirurgie*, 1875, t. I, p. 507.)

(2) PANAS. *Gazette hebdomadaire*, 1878, n° 20.

(3) E. BŒCKEL. *De l'Arthrotomie antiseptique et de ses indications.* (*Gaz. méd. de Strasbourg*, 1877 n° 10.)

tiquées et suivies de succès avec l'aide de la méthode antiseptique. Contentons-nous d'ajouter que Lister et ses partisans
vantent encore les avantages de la méthode pour l'ouverture
des abcès froids symptomatiques de périostite ou d'ostéite, et
que récemment M. Panas, à son tour, a insisté sur des faits
de ce genre.

5° *Diminution de la fréquence des accidents des plaies.*

Tous les chirurgiens, sans exception, qui ont expérimenté
la méthode de Lister, signalent, comme un effet remarquable-
ment heureux de l'emploi de cette méthode, une diminution
dans la fréquence des accidents locaux et généraux consécutifs aux traumatismes tant accidentels que chirurgicaux et
partant une diminution très-notable de la *mortalité générale*.

Les publications périodiques allemandes abondent en statistiques tendant à prouver le fait ; Bardeleben, Nusbaum,
Volkmann, Bardenheuer, Socin, Thiersch, Czerny et tant
d'autres sont unanimes pour déclarer que depuis l'emploi de
la méthode antiseptique la mortalité générale a diminué d'une
manière sensible dans leurs services cliniques et hospitaliers.
Les chiffres donnés par ces chirurgiens sont toutefois trop
restreints pour que nous attachions une grande valeur aux
résultats énoncés. La comparaison ne porte, la plupart du
temps, que sur les résultats obtenus dans ces deux ou trois
dernières années, et il serait trop fastidieux de reproduire
ici des chiffres aussi peu importants.

Faisons remarquer pourtant que les causes de mort si-
gnalées par les auteurs sont généralement la gravité du traumatisme, les hémorrhagies antérieures à l'entrée du blessé
à la clinique, etc., ou la complication de quelque diathèse,
telle que la tuberculose, qui a amené un épuisement lent
mais fatal. Les cas de mort par pyémie et septicémie ont
diminué d'une manière tout à fait remarquable.

Pour ne citer que quelques auteurs, Bardenheuer (1), qui
a observé en 1875, à Cologne, 18 cas de pyémie sur 164

(1) BARDENHEUER, *Jahresbericht über die chirurgische Thätigkeit im Cœlner
städtischen Bürger-Hospitale während des Jahres 1875.* Cœln, 1876.

blessés, n'en a relevé en 1875 que 12 cas sur 302 blessés traités par la méthode Lister ou celle de Thiersch.

En 1873, Thiersch a noté 10 cas de pyémie pour 132 opérations; en 1874, 5 cas seulement pour 106 opérations; en 1875, enfin, il ne mentionne qu'un seul cas de pyémie pour 160 opérations.

Bardeleben, Nusbaum, Volkmann, Socin et autres viennent affirmer à leur tour que la pyémie et la septicémie ont considérablement diminué de fréquence ou même entièrement disparu de leurs salles depuis l'emploi de la méthode antiseptique.

Nusbaum nous apprend que la pourriture d'hôpital qui, à l'hôpital de Munich, en 1872, a atteint 30 p. 100 des blessés; en 1873, 50 p. 100; en 1874, le chiffre énorme de 80 p. 100, n'a plus été observée depuis l'emploi de la méthode de Lister.

Je ne cite ici que les résultats les plus saillants; il faut ajouter pourtant que, parmi les innombrables statistiques qui se publient depuis un ou deux ans en Allemagne par les chirurgiens partisans de la méthode antiseptique, il y en a un très-grand nombre qui n'offrent rien de bien extraordinaire, et nous ne pouvons omettre de relever les explications parfois embarrassées dont leurs auteurs les font suivre. Pour les uns, la pyémie a existé avant l'entrée à l'hôpital; pour les autres, ce que nous appelons une intoxication septique ou une septicémie suraiguë, n'est plus que du shok traumatique. Nous sommes donc autorisés à ne pas nous laisser entraîner, sans examen, à l'enthousiasme des chirurgiens allemands. Quand Nusbaum déclare que, sur 803 blessés, il n'a observé que trois cas de pyémie et trois cas de septicémie; quand Bardeleben nous dit que, chez 387 blessés traités par la méthode antiseptique, il n'a observé ni pyémie ni septicémie, il n'y a pas précisément à nous en étonner; de pareils résultats s'obtiennent facilement, à notre avis, dans des services où les règles élémentaires de l'hygiène chirurgicale sont convenablement observées. Mais si ces chiffres ne sont pas suffisamment probants, il y a néanmoins à tenir note de l'*unanimité* des déclarations de ceux qui ont eu recours à la méthode de Lister et qui, basant leur opinion sur des résultats personnels, affirment tous avoir observé une diminution notable dans la fréquence des accidents pyémiques et septicémiques chez les blessés confiés à leurs soins.

En France, où la méthode antiseptique est encore peu répandue, nous ne connaissons guère que les résultats obtenus par MM. Verneuil et Letiévant.

A l'Hôtel-Dieu de Lyon, où l'infection purulente régnait en permanence, au point de condamner à la destruction cet hôpital, cette terrible maladie tend à disparaître depuis la généralisation du pansement listérien. M. Letiévant (1) n'en a pas observé un seul cas sur un total de 1,213 lésions sanglantes, 954 non sanglantes, 181 fractures simples, 21 fractures compliquées, près de 1,500 opérations, dont 50 amputations.

M. Verneuil (2), à l'hôpital de la Pitié, à Paris, en appliquant sévèrement les règles de l'antisepsie, telles que la « *théorie septicémique* » les lui a fait connaître, a enregistré 27 grandes amputations, sans un seul cas de septicémie mortelle, ni de pyohémie, et cela dans un laps de temps de trois années, dans toutes les saisons, dans de grandes salles souvent encombrées, et dans un grand hôpital dont la salubrité n'est pas à l'abri des critiques.

Pareils résultats obtenus par des chirurgiens d'une autorité incontestable ont évidemment une très-grande importance.

### 6° *Diminution de la durée du traitement.*

Un dernier point sur lequel on a encore appelé l'attention, est celui de la durée du traitement. On a dit que les blessés et les opérés traités par la méthode antiseptique de

---

(1) LETIÉVANT, *loc. cit.*

(2) VERNEUIL. *Note sur une série de 27 grandes amputations, avec des remarques sur le pronostic actuel de ces opérations et les meilleurs pansements qui leur conviennent.* (*Archives générales de médecine*, mars, avril, mai et juin 1878.)

Lister guérissent plus vite que ceux qui sont pansés par l'ancienne méthode.

Ainsi, d'après Dunlop, une amputation de cuisse traitée par l'ancienne méthode exige en moyenne, pour guérir, 71,8 jours de traitement; une amputation de jambe, 65,1 jours; du pied, 59,8 jours; du bras, 50 jours; de l'avant-bras, 52,4 jours; ce qui fait une moyenne de 62,8 jours pour la guérison d'une amputation en général. Les chiffres correspondants pour les amputations faites avec l'emploi de la méthode de Lister ont été, à Glasgow Royal Infirmary, 57 jours pour la cuisse; 76 jours pour la jambe; 51 jours pour le pied; 28 jours pour le bras; 41 jours pour l'avant-bras; la moyenne tombe à 47,7 jours.

D'après Krœnlein, la durée moyenne exigée pour la guérison d'une amputation de cuisse est de 118,2 jours; d'une amputation de jambe 87,5 jours; de l'amputation du bras 28,7 jours; de l'amputation de l'avant-bras 29,8 jours. Avec l'emploi de la méthode de Lister, au contraire, la durée moyenne de la guérison est de 61,2 jours pour l'amputation de la cuisse; de 47,6 jours pour l'amputation de la jambe; de 28,7 jours pour l'amputation du bras, et de 29,8 jours pour l'amputation de l'avant-bras.

Ces résultats sont remarquables assurément, mais nous ne pouvons nous empêcher, pour être juste, de faire quelque réserve à leur propos, comme nous le dirons plus loin.

## DEUXIÈME PARTIE

## Résultats obtenus par la méthode antiseptique à l'hôpital Saint-Léon de Nancy.

---

Les premiers essais de la méthode antiseptique de Lister à l'hôpital Saint-Léon de Nancy remontent au mois d'octobre 1876 ; mais la grande difficulté que j'ai eue de me procurer, même à mes frais, les différents objets nécessaires pour expérimenter régulièrement la méthode, m'a empêché, à mon grand regret, d'appliquer, à cette époque, la pratique de Lister à toutes les opérations. Il n'en fut plus de même pendant les mois d'août, septembre et octobre 1877, pendant lesquels la suppléance de la clinique chirurgicale m'a été de nouveau confiée. Grâce à la bienveillance de M. le Doyen de la Faculté de médecine et à celle de M. l'administrateur de l'hôpital Saint-Léon, un crédit spécial m'a été accordé et m'a permis de me procurer, en quantité à peu près suffisante, tous les objets nécessaires à l'expérimentation complète de la méthode antiseptique.

---

## I.

### DESCRIPTION ET MANUEL OPÉRATOIRE DE LA MÉTHODE ANTISEPTIQUE.

La méthode antiseptique de Lister étant basée sur la *théorie dite des germes*, doit nécessairement comprendre, dans son exécution, une série d'opérations qui ont spécialement pour but d'éviter le contact des micro-organismes avec les surfaces traumatiques. A ce sujet Lister appelle l'attention, non-seulement sur les germes suspendus dans l'air atmosphérique, mais encore et surtout sur ceux qui se trouvent déposés à la surface des objets.

Quand il s'agit d'appliquer la méthode antiseptique à une opération chirurgicale par exemple, il faut observer, indépendamment des règles générales à toute intervention opératoire, une série de recommandations qu'il est indispensable de suivre minutieusement si l'on ne veut pas s'exposer à échouer. Voici la description du manuel opératoire de la méthode, telle que nous la pratiquons.

Le chirurgien s'assurera que tous les objets nécessaires à l'exécution de la méthode sont préparés à l'avance et se trouvent à sa disposition. Il exigera une propreté absolue de la part de son personnel. Les *aides* qui assisteront à l'opération ne devront pas, comme cela peut arriver dans nos services cliniques et hospitaliers, avoir séjourné ou disséqué dans nos salles d'anatomie ou d'autopsie ; ils ne devront pas porter des vêtements ou des tabliers de service tachés et salis par du sang ou du pus ; ils auront soin de laver préalablement leurs mains, d'abord à l'eau savonneuse, puis avec l'eau phéniquée. M. Kœberlé appelle l'attention sur l'état des ongles. Une propreté tout aussi minutieuse devra être exigée des religieuses et des infirmiers qui assistent et aident à l'opération.

Le *chirurgien*, à son tour, se soumettra aux mêmes exigences. Neudörfer lui recommande de mettre pour chaque opération une blouse fraîchement lavée et de ne pas approcher d'un opéré avec le classique vêtement de service qui, séjournant dans les salles de blessés ou à proximité d'elles, se recouvre et s'imprègne d'impuretés de toutes espèces.

L'attention du chirurgien doit également porter sur l'état de propreté de l'*opéré*. La région qui est le siége d'une blessure ou qui sera le siége d'une opération est rasée, savonnée, brossée, lavée à l'alcool, de manière à présenter une propreté absolue. On procède ensuite à un lavage avec une solution phéniquée concentrée.

Les *instruments* séjournent pendant plusieurs heures avant l'opération dans une solution phéniquée à 5 p. 100.

Quand le chirurgien s'est assuré de toutes ces précautions préliminaires, minutieuses il est vrai, mais d'une importance indiscutable à tous les points de vue, un aide prend le *pulvérisateur* et projette le *spray* ou *brouillard phéniqué* sur toute l'étendue du champ opératoire.

Les appareils à pulvérisation dont nous nous servons sont de différentes sortes. Nous employons tantôt les pulvérisateurs de Richardson, tantôt le grand pulvérisateur de M. Lucas-Championnière, construit par M. Colin et dont la soufflerie est mise en marche à l'aide du pied (1).

La pulvérisation est obtenue avec une solution phéniquée (2) de 1 à 2 p. 100; elle doit être continuée sans interruption jusqu'après l'application des premières pièces de pansement. Il est indispensable d'avoir à sa disposition au moins deux appareils à pulvérisation, pour ne pas s'exposer à voir le spray manquer à un moment donné. Si pareil accident arrivait pour une cause ou pour une autre, il faudrait avoir recours à l'*irrigation phéniquée* (solution de 2 à 2,50 p. 100), et la continuer également jusqu'au pansement.

Une fois que le champ opératoire se trouve enveloppé par le brouillard phéniqué, le chirurgien saisit le bistouri ou le couteau dans le vase où les instruments séjournent dans la solution phéniquée, et commence l'*opération*. Il aura soin de choisir parmi les méthodes et les procédés dont il dispose, celui qui permettra le meilleur affrontement et la réunion de la plaie. Toutes les fois que le chirurgien abandonnera un instrument, celui-ci devra immédiatement être lavé, essuyé et replacé dans la solution phéniquée d'où le chirurgien l'avait retiré avant de s'en être servi.

Dans les opérations que nous avons exécutées par la méthode antiseptique, nous avons toujours pratiqué l'*hémostase provisoire*, soit à l'aide de l'appareil d'Esmarch, soit à l'aide

(1) En Angleterre la pulvérisation est, paraît-il, obtenue par des appareils plus compliqués, qui rappellent l'appareil à pulvérisation de Siegle.

(2) Nous recommandons d'une manière toute spéciale de ne jamais employer qu'un acide phénique chimiquement pur. L'acide phénique fourni par le commerce est très-souvent mélangé de produits étrangers qui le rendent *très-fortement caustique*.

des pinces hémostatiques (1). Quant à l'*hémostase définitive*, nous faisons usage de la ligature avec le fil de *catgut* (2) pour les artères et les artérioles ; pour les petits vaisseaux, nous employons autant que possible la torsion recommandée par M. Tillaux.

Le chirurgien doit avoir à sa disposition du catgut de différents calibres. Le catgut n$^{os}$ 2 et 3 est employé pour les grosses artères, le n° 1 convient pour les petites. Le catgut tel qu'on le trouve dans le commerce est généralement dur et difficile à manier ; il manque de souplesse et d'élasticité ; les ligatures se font mal et ne tiennent pas. L'expérience a démontré que cet inconvénient se produit quand le catgut employé est trop frais. Il est donc bon de conserver celui-ci pendant plusieurs mois avant de s'en servir. Au bout de ce laps de temps, le catgut est devenu souple comme le meilleur fil de soie, facile à manier et les ligatures sont irréprochables. Dans une de mes premières opérations, je me suis trouvé dans la nécessité d'abandonner le catgut et de revenir au fil de soie ordinaire pour faire les ligatures. Non-seulement mon aide ne réussissait que très-difficilement à placer les ligatures, mais encore celles-ci se détachaient et tombaient aussitôt. J'ai eu recours dans ce cas au fil de soie ordinaire trempé dans une solution phéniquée concentrée, comme Lister l'avait conseillé primitivement.

Les ligatures au catgut doivent être coupées ras.

Le fil de catgut se résorbe ou plutôt se dissout en général rapidement ; il se peut pourtant qu'il soit éliminé et on a signalé des cas dans lesquels il s'est formé, au bout d'un certain temps, de petits abcès sous-cutanés qui donnèrent issue à la ligature. Les uns ont dit que cet accident pouvait avoir lieu quand on employait du catgut trop ancien ; d'autres, au contraire, ont dit que c'était le catgut trop frais qui en était la cause. Nous admettons plus volontiers que c'est le catgut très-ancien qui ne se résorbe pas.

---

(1) GROSS. *Les Pinces hémostatiques et la Forcipressure.* (*Revue médicale de l'Est,* t. V, p. 182.)

(2) Voir p 10, 19 et 20.

On a reproché au catgut d'exposer à des hémorrhagies secondaires. La pratique a démontré qu'il n'en est rien et, pour ma part, je n'ai jamais observé pareil accident. Il est à supposer que les chirurgiens qui en ont été témoins auront employé un catgut de mauvaise qualité.

Pendant tout le temps que dure l'opération et l'exécution de l'hémostase définitive, le spray phéniqué a une influence très-avantageuse : il tient la plaie opératoire dans un état de propreté parfaite. Toute la surface saignante est continuellement lavée par le liquide phéniqué qui y est sans cesse projeté, et celui-ci produit une sorte d'irrigation continue; une mince lame de liquide passe d'une façon non interrompue sur les surfaces de section et entraîne tout ce qu'elle y rencontre, sang, caillots, etc.

Quelques chirurgiens insistent en outre sur l'action spéciale de l'acide phénique sur les sucs organiques; cet agent favorise la coagulation du sang et de la lymphe, et, comme nous le dirons plus loin, il empêche la fermentation des matières albuminoïdes.

Du moment où la plaie est sans cesse lavée, les *éponges* deviennent moins nécessaires. Quant à celles qui sont employées, elles doivent être dans un état de propreté irréprochable et rendues préalablement antiseptiques par un séjour prolongé dans une solution phéniquée concentrée (5 p. 100). Lister recommande de les battre et de les laver dans l'eau jusqu'à ce que celle-ci ne soit plus ni salie, ni troublée; puis il les imbibe d'une solution phéniquée de 5 p. 100. Avant de s'en servir, il les lave encore une fois dans cette même solution, et en dernier lieu dans une solution plus faible de 2 p. 100 et de 1 p. 100 seulement.

Les éponges exigent toujours un examen très-sévère de la part du chirurgien. Trop souvent encore on emploie, dans nos services hospitaliers notamment, des éponges de mauvaise qualité et infectes, qui sont cause d'accidents redoutables. La chose ne nous paraît pas avoir besoin d'une longue démonstration; il suffit d'avoir suivi une seule fois et avec un peu d'attention l'histoire d'une seule éponge, même dans un service clinique bien tenu, pour rejeter à tout jamais ce détestable auxiliaire. Aussi ai-je accepté depuis longtemps la manière de faire de M. Kœberlé, qui depuis des années ne se sert plus que de serviettes fraîchement lavées pendant les opérations.

Avec la méthode de Lister, j'ai été, malgré moi, forcé de reprendre les éponges, non pas pour enlever le sang pendant l'opération, car j'ai recours, autant que possible, à la bande d'Esmarch pour pratiquer l'hémostase provisoire ; mais il nous faut des *éponges antiseptiques* pour le pansement, comme nous le verrons plus loin. Je dois dire, à ma grande satisfaction, que, grâce à la parfaite bonne volonté des sœurs de Saint-Charles attachées à l'hôpital Saint-Léon, j'ai pu, la plupart du temps, me servir d'éponges neuves n'ayant encore servi à aucune espèce d'usage chirurgical.

L'opération terminée et l'hémostase définitive obtenue, le chirurgien pratique l'affrontement et la *réunion* de la plaie. Celle-ci s'exécute ou bien avec le fil de catgut, ou bien avec du fil d'argent. Nous avons employé l'un et l'autre. Le catgut nous a réussi sur de petites plaies ; le fil d'argent peut rester en place pendant un temps très-long. Nous n'employons que la suture superficielle et nous rejetons toute suture profonde, l'affrontement des lambeaux étant suffisamment assuré par la compression déterminée par les éponges antiseptiques.

Dans les angles de la plaie et dans la partie la plus déclive, il faut ménager des ouvertures pour les *drains*. Les liquides produits par la plaie doivent pouvoir s'écouler facilement. Pour cela, il devient parfois nécessaire de multiplier les voies d'écoulement. Nous choisissons les tubes à drainage d'un gros calibre, afin d'éviter la formation et la stagnation des coagulums dans leur intérieur, ainsi que l'aplatissement des drains par les tissus. Récemment, M. Panas vient de faire la même recommandation. Il ne faut pas placer le tube à drainage d'une extrémité de la plaie à l'autre comme on avait l'habitude de le faire dans ces dernières années, il suffit d'introduire dans les angles et les points les plus déclives des bouts de tubes plus ou moins longs, coupés obliquement à leur extrémité profonde. A l'extérieur, les drains ne doivent pas dépasser le niveau de la peau, afin d'éviter que les pièces de pansement, en pressant sur eux, ne les enfoncent dans la plaie et leur permettent de produire des effets fâcheux de contusion, d'ulcération et de mortification. Si l'on craint de voir le tube glisser entre les lèvres de la plaie et se perdre dans la profondeur des tissus, il peut être prudent de fixer à son extrémité un fil qui permettra toujours de le retirer aisément. Enfin, il ne faut pas oublier que les tubes à drainage doivent être antiseptiques, c'est-à-dire avoir séjourné pendant quelque temps dans une solution phéniquée avant d'être employés (1).

La plaie réunie et les drains mis en place, nous prenons une petite éponge antiseptique, ou mieux une petite compresse de gaze phéniquée, et nous essuyons rapidement, dans le voisinage de la plaie, la peau qui peut être salie par le sang. Ce nettoyage est très-facile et s'exécute rapidement, car, grâce au spray, une certaine quantité de liquide humecte toute l'étendue de la région où l'opération a été pratiquée.

En même temps nous avons soin, en comprimant légèrement les lambeaux de la plaie l'un contre l'autre, de nous assurer que les liquides qui suintent des surfaces affrontées s'écoulent facilement et ne présentent aucune tendance à former collection.

Cela fait, nous arrivons au *pansement*. Pour la clarté de notre description, nous choisirons comme exemple, l'application du pansement antiseptique de Lister après l'amputation du sein. L'affrontement des lèvres de la plaie, après cette opération chez la femme, est souvent facile et régulier; la réunion a lieu sur une ligne à peu près droite, parallèle au bord inférieur du grand pectoral. Le drain est placé à l'extrémité la plus déclive de la suture; ou bien, ce qui est

---

(1) Primitivement Lister favorisait l'écoulement des liquides en plaçant dans la partie déclive de la plaie un morceau de lint phéniqué. Cette pratique n'était que l'application d'un précepte formulé depuis longtemps par M. Sédillot. (Voir *Médecine opératoire*, t. I, p. 375.)

Récemment le Dr Chiene, assistant du professeur Lister, a proposé de pratiquer le drainage avec des fils de catgut.

préférable, on l'introduit par une ouverture pratiquée à la base du lambeau inférieur, qui représente le point le plus déclive de la plaie.

Certains chirurgiens recouvrent, dès le premier pansement, la ligne de réunion des parties et l'orifice du drain par une bandelette de *silk protective* (1). Mais Lister recommande de ne pas employer le *silk protective* pour le premier pansement. Nous croyons le conseil sage, car en appliquant directement la gaze antiseptique sur la plaie, on augmente certainement la facilité de l'écoulement des liquides. Nous nous sommes souvent très-bien trouvé de l'application directe sur la plaie d'une ou de plusieurs bandelettes de gaze antiseptique, disposées comme le seraient des bandelettes agglutinatives devant maintenir la réunion. Grâce à l'humidité qui ne cesse d'exister à la surface des téguments, puisque le spray n'est point discontinué, ces bandelettes adhèrent intimement à la peau et tiennent réellement lieu de bandelettes agglutinatives. Sur un moignon d'amputé, par exemple, des bandelettes de gaze, appliquées comme nous venons de le dire, soutiennent les lambeaux et viennent en aide aux moyens d'affrontement et de réunion.

Que l'on ait recours au silk dès le premier pansement, ou que l'on applique des bandelettes de gaze, ou que l'on n'emploie ni l'un ni l'autre, nous attachons une très-grande importance à l'usage des *éponges antiseptiques* dans le pansement. Après l'ablation du sein, nous appliquons sur toute la région une volumineuse éponge dont la partie mise en contact avec les téguments doit être d'une étendue supérieure à celle de la plaie opératoire. Cette éponge doit être absolument antiseptique et ne jamais avoir servi à aucun usage chirurgical, quel qu'il soit. Lister nous dit dans ses écrits (2) qu'il a recours aux éponges pour recevoir et absorber les liquides sécrétés par la plaie ; nous admettons plus volontiers que leur rôle est de produire la compression élastique, assurant l'affrontement, empêchant la disjonction des parties par les liquides, la pe-

(1) Voir p. 15.
(2) Voir p. 22.

santeur ou toute autre raison, et favorisant ainsi la cicatrisation. Tel semble aussi être l'avis de Volkmann et celui de notre jeune confrère le Dʳ J. Bœckel (de Strasbourg), auquel nous avons vu employer avec grand succès le pansement antiseptique avec compression par les éponges.

Nous pensons, en outre, pouvoir considérer les éponges antiseptiques comme produisant, jusqu'à un certain degré, l'aspiration des liquides (1) par les tubes à drainage. Leurs avantages sont donc réels, mais à la condition toutefois, nous le répétons, d'être d'une propreté irréprochable et *absolument antiseptiques.*

La forme, le nombre et la disposition des éponges varient avec les caractères de la plaie qui doit être pansée. Nous avons déjà dit qu'après une ablation du sein une éponge unique, mais volumineuse, suffit ; après une amputation de jambe, deux éponges appliquées, l'une en dehors, l'autre en dedans, rapprochent et affrontent les deux moitiés interne et externe de la manchette; dans les amputations de l'avant-bras, du bras, de la cuisse, deux éponges suffisent ordinairement. La difficulté toutefois consiste, dans les plaies d'amputation, à obtenir une compression régulière sur toute l'étendue du moignon, condition très-facile à remplir, au contraire, dans le pansement de la plaie résultant d'une extirpation de la glande mammaire.

Les éponges antiseptiques, convenablement disposées, doivent être provisoirement maintenues par le chirurgien lui-même et avec une grande attention, afin qu'elles ne se déplacent pas, pendant qu'un aide applique les compresses de *gaze phéniquée* (2).

La règle formulée par Lister est de recouvrir la plaie d'au moins huit lames de gaze phéniquée superposées, et de faire dépasser de beaucoup les limites de la plaie aux compresses. Ainsi après l'ablation du sein, les compresses de gaze doivent recouvrir au moins la moitié de la circonférence thoracique et prendre toute la hauteur de la poitrine. S'agit-il

(1) Voir p. 92.
(2) Voir p. 16.

d'une amputation de la jambe, les compresses de gaze doivent recouvrir le membre inférieur jusqu'à l'aine ; après l'amputation de la cuisse, elles doivent envelopper tout le bassin, et ainsi de suite. Sur le thorax, l'application des compresses de gaze est chose facile. Sur un moignon, quelques difficultés se présentent, mais avec un peu d'habitude on arrive toujours à faire un pansement régulier.

La pulvérisation phéniquée peut être supprimée dès que la plaie est recouverte par le silk ; elle devient complétement inutile après l'application des compresses de gaze phéniquée.

Certains chirurgiens ont remplacé, en totalité ou en partie, les éponges et la gaze phéniquée par le *coton phéniqué* ou *salicylé* (1), ou encore par ce qu'on appelle la *jute phéniquée* ou *salicylée* (2). A ne considérer que la compression élastique que doivent donner ces objets de pansement et surtout la régularité de cette compression, il ne peut y avoir qu'avantage à substituer le coton à la gaze ; mais au point de vue de l'écoulement des liquides, cette substitution présente, à notre avis, et quoi qu'on en dise, des inconvénients. Les éponges et la gaze aspirent et absorbent les liquides rapidement ; et le coton le mieux préparé ne saurait les remplacer. Nous croyons donc devoir donner la préférence à la gaze ; tout au plus peut-on, ce nous semble, se servir du coton phéniqué ou salicylé à titre de substance de protection pour régulariser la compression et garantir le moignon (3).

Entre les deux dernières compresses de gaze, comme le demande Lister, ou par-dessus toutes, se place le *mackintosh* (4), qui n'est autre chose qu'un tissu imperméable, devant recouvrir la totalité du pansement. Le mackintosh peut être remplacé par de la gutta-percha laminée, comme le D$^r$ J. Bœckel a l'habitude de le faire et comme nous l'avons fait après lui.

(1) Voir p. 65.
(2) KOULER. *Der Carbol-Jute-Verband.* (*Deutsche medizinische Wochenschrift*, 1876, n° 13.)
(3) Voir p. 103.
(4) Voir p. 17.

Le but du mackintosh est d'empêcher les liquides de gagner la surface du pansement par le chemin le plus court. Ceux-ci se répandent dans les différentes couches de compresses et n'arrivent en contact avec l'air qu'au bout d'un laps de temps plus ou moins long. La rencontre des liquides et des germes atmosphériques n'a donc lieu qu'après un chemin long et détourné ; et l'influence de ces germes sur les liquides, puis celle des liquides chargés de germes sur la plaie se trouvent ainsi retardées. En empêchant l'évaporation trop rapide de l'acide phénique contenu dans la gaze, le mackintosh contribue à fixer cet agent et à prolonger la durée de son action antiseptique. En entravant l'évaporation des liquides à la surface de la plaie, il empêche la dessiccation de celle-ci et la formation des croûtes, ainsi que l'adhérence des pièces de pansement.

Après avoir appliqué le mackintosh, on fixe les différentes pièces du pansement par un *bandage roulé*. Primitivement nous nous servions de *bandes de gaze phéniquée,* mais la grande difficulté que nous avions pour nous procurer les objets nécessaires à l'application du pansement de Lister, nous forçant à économiser autant que possible ces objets, nous engagea à suivre la pratique de Volkmann et à nous servir de *bandes de tarlatane* ordinaire préalablement trempées dans l'eau tiède. Grâce à l'apprêt de ce tissu, on obtient ainsi une sorte de bandage amidonné qui donne de la solidité au pansement et une immobilité très-favorable à la cicatrisation. Souvent nous avons employé dans nos pansements une *bande en toile,* après nous être assuré, toutefois, qu'elle remplissait les conditions de propreté et d'antisepsie indiquées plus haut.

Le bandage roulé qui fixe la totalité du pansement doit être appliqué avec soin, afin de produire une compression régulière et uniforme et d'éviter les accidents.

Le pansement terminé, le chirurgien n'a plus qu'à veiller à une bonne sustentation du membre et de la région qui a été le siége de la blessure ou de l'opération. Cette sustentation nous paraît mériter une grande attention, et la plupart du temps nous la voyons affreusement négligée. Elle assure le repos et l'immobilité des parties, deux conditions indispensables à la marche régulière de la cicatrisation et de la guérison.

Le *premier pansement* doit être levé et remplacé dès qu'il est sali, ce qui a lieu, en général, au bout de quelques heures déjà. Pour une amputation pratiquée le matin dans un service d'hôpital, le pansement est à renouveler le soir. Dans les premières heures après une opération pratiquée par la méthode antiseptique, il se fait un écoulement sanguin et séro-sanguinolent abondant; la gaze se trouve bientôt imbibée et traversée par les liquides. Dès qu'il en est ainsi, le pansement doit être renouvelé.

Le pansement est levé et remplacé sous le brouillard phéniqué.

La plaie mise à découvert, on retire les drains, qui sont . parfois bouchés par quelque coagulum; puis on essuie rapidement la région soit avec une petite éponge antiseptique, ou de préférence, à notre avis, avec une compresse de gaze phéniquée. Le tout s'exécute aisément, car, d'une part, la plaie s'étant trouvée à l'abri de l'évaporation, est restée humide; d'autre part, la pulvérisation ne cesse de projeter une poussière d'eau phéniquée qui lave toute la région.

Le nettoyage de la plaie terminé, on remplace les drains et on applique le nouveau pansement.

Les règles de cette application sont absolument les mêmes que pour le premier pansement. Il est à observer seulement que le silk, dont l'usage est facultatif pour le premier pansement, devient nécessaire à partir de maintenant. Son but est de protéger la surface traumatique contre l'action irritante de l'acide phénique (1).

Avant son application, le silk doit être soumis un instant à l'action du brouillard phéniqué, afin d'être lavé des germes qui ont pu se déposer sur sa surface. Une même bandelette de silk peut servir, a-t-on dit, plusieurs fois de suite, à condition d'être lavée dans une solution d'eau phéniquée. Il n'en est

(1) Voir p. 4.

rien ; son tissu est facilement altéré par les liquides, ce qui se reconnaît à un changement de couleur ; il est donc nécessaire de le renouveler à chaque pansement.

A mesure que la quantité des liquides fournis par la plaie diminue, la distance à laquelle il faut renouveler le pansement augmente de plus en plus. Le pansement de Lister devient ainsi un *pansement rare.* Au bout d'un certain temps, on ne le renouvelle plus que tous les deux, trois, quatre et cinq jours, quelquefois à de plus longs intervalles encore.

Lorsqu'il s'agit non plus d'une opération, mais d'une plaie récente plus ou moins étendue ou compliquée, par exemple, d'une fracture avec plaie des téguments, et que l'on se propose de traiter la blessure par la méthode antiseptique, il est de règle de procéder un peu différemment. Lister prescrit dans ces cas, outre les soins de propreté ordinaires, de laver soigneusement, et d'une manière très-complète, toute l'étendue du foyer traumatique avec une solution aqueuse d'acide phénique de 5 p. 100, afin d'enlever toutes les impuretés et les caillots sanguins, de désinfecter la plaie et de la rendre *aseptique,* comme dit l'auteur. Ce n'est qu'après le lavage que l'on a recours à la pulvérisation, qui doit être commencée avant la cessation de l'irrigation phéniquée.

Lorsqu'on a affaire à une plaie ancienne, à un foyer pathologique, Lister, et surtout Volkmann, conseillent l'usage du *chlorure de zinc.* D'après ces auteurs, le chlorure de zinc constitue un excellent antiseptique, dont l'action est plus durable et plus profonde que celle de l'acide phénique. La solution employée dans ces cas est concentrée : elle est de 1 partie de chlorure de zinc pour 10 parties d'eau. Cette solution est mise en contact, pendant quelques minutes tout au plus, avec les surfaces qui suppurent, puis seulement on commence la pulvérisation.

Dans les opérations pratiquées sur la face, Lister a proposé de remplacer son pansement ordinaire, difficile à appliquer sur cette région, par un pansement avec un onguent à l'*acide borique* (1), directement appliqué sur la plaie. L'acide borique possède également des propriétés antiseptiques.

Certains chirurgiens ont cherché à modifier la méthode de Lister d'une manière plus profonde. Ainsi Thiersch (2) a essayé de substituer l'*acide salicylique* à l'acide phénique. Après une étude approfondie de l'histoire de la méthode antiseptique, Thiersch nous décrit sa manière de faire qui consiste principalement dans l'usage du *coton salicylé*. Son mode de pansement diffère donc de celui de Lister non-seulement par la nature de l'agent antiseptique employé, mais encore par la *substitution du coton à la gaze,* ce qui, au point de vue pratique, présente une certaine importance; car il est aisé de comprendre que la plaie ne se trouve plus dans des conditions identiques.

Dans le pansement de Lister, la plaie est entourée, comme nous l'avons dit plus haut, d'une substance qui absorbe les liquides avec une grande facilité, et même les aspire ; quand une plaie est recouverte de coton-charpie, d'ouate ou de jute, elle est placée dans les mêmes conditions que sous le pansement de M. A. Guérin. En effet, toutes ces substances permettent d'obtenir une compression élastique régulière, la filtration de l'air, mais elles nous semblent plutôt entraver que faciliter l'écoulement des liquides. Nous donnons donc la préférence au pansement antiseptique de Lister, non pas que nous préférons l'acide phénique à l'acide salicylique, bien que ce dernier irrite d'une manière très-fâcheuse les voies respiratoires, mais parce que nous reconnaissons plus d'avantages à la gaze qu'au coton.

Nous ferons la même observation pour le pansement du *coton benzoïque* proposé par Kraske (3).

<hr>

(1) Cet onguent est formé par un mélange d'acide borique, de cire, d'huile d'amandes douces et de paraffine. (Voir p.22.)

(2) THIERSCH. *Klinische Ergebnisse der Lister'schen Wundbehandlung und über den Ersatz der Carbolsäure durch Salicylsäure. (Sammlung klinischer Vorträge,* nos 84 et 85.)

(3) KRASKE. *Versuche mit Benzoeverbänden. (Deutsche medizinische Wochenschrift,* 1876, n° 10.)

On a fait un certain nombre de reproches à la méthode antiseptique de Lister. La principale difficulté que nous ayons rencontrée a été et est encore celle de nous procurer les divers objets nécessaires à son application. Au début, nous avons eu quelque peine à obtenir un acide phénique de bonne qualité. Celui qui nous a été livré en premier lieu a présenté des propriétés corrosives d'une puissance extraordinaire. L'acide phénique de mauvaise qualité se reconnaît facilement à son odeur infecte et repoussante, tandis que l'acide phénique pur possède une odeur fine et même agréable.

Le prix élevé de tous les objets nécessaires à l'exécution du pansement de Lister ne doit pas entrer en ligne de compte ; quand il s'agit du salut de nos blessés ou de nos opérés, la dépense que leur traitement exige ne doit pas être discutée, au moins dans nos services cliniques et hospitaliers.

L'action du spray phéniqué sur l'épiderme des mains du chirurgien ou de celles des aides, ainsi que la complication de la méthode et de son pansement, ne nous semblent pas devoir être considérées comme des inconvénients. Si l'on n'emploie que des solutions phéniquées de $^1/_{100}$ ou de $^2/_{100}$, les mains ne se ressentent guère du contact du brouillard phéniqué.

Quant à la complication de la méthode et de son pansement, elle constitue une objection peu sérieuse. Appliquer convenablement le pansement de Lister n'est pas plus difficile que d'exécuter *régulièrement* n'importe quel autre pansement.

Volkmann a parlé de symptômes d'empoisonnement par l'acide phénique. Jamais nous n'avons observé d'accident de ce genre (1).

_____

(1) Depuis la rédaction de ce mémoire, nous avons observé des symptômes d'intoxication par l'acide phénique chez un opéré de désarticulation de la cuisse, dont la plaie opératoire, non réunie d'après la recommandation de M. Verneuil, avait été pansée avec de la gaze phéniquée, et où, par conséquent, nous avions pratiqué de l'antisepsie sans réunion.

## II.

OBSERVATIONS (1).

J'ai eu occasion d'appliquer la méthode de Lister .dans 19 cas, dont voici les observations résumées :

a) *Amputations et désarticulations.*

OBSERV. I. — Despréaux (Joseph), 50 ans, de Nancy, domestique, entré le 30 octobre 1876 à l'hôpital Saint-Léon, salle Saint-Jean, n° 1. — Il y a deux ans, panaris profond du pouce droit, phlegmon de la gaîne du fléchisseur propre, phlegmon diffus de la main et de l'avant-bras, arthrites carpiennes suppurées. Nécrose et élimination de plusieurs os du carpe. Carie consécutive de tout le carpe et de l'articulation radio-carpienne. Ouvertures fistuleuses. Suppuration fétide. Usage de la main et du poignet entièrement perdu.

Le 31 octobre, *amputation de l'avant-bras, à la partie moyenne, par la méthode antiseptique* et avec l'aide de l'appareil d'Esmarch. Ligatures au catgut. Sutures au fil d'argent. Drainage. Pansement antiseptique.

*Pas d'accident primitif.*

Les fils d'argent sont enlevés le quatrième jour.

*Réunion par première intention* de la plaie, sauf une petite fistulette sur le trajet du drain, entretenue par un petit abcès formé autour de la ligature placée sur l'artère radiale ; élimination du fil de catgut. (Le catgut employé était très-peu flexible et dur.)

Voici les mensurations thermométriques obtenues pendant les dix premiers jours après l'opération :

31 *oct.*, matin : T., »» ; soir : T., 36°6
1er *nov.*, — 38°5 — 38°8
2 — 37°7 — 39°2
3 — 37°8 — 38°2
4 — 37°2 — 37°5
5 — 36°4 — 37°8
6 — 37°0 — 37°2

(1) Ces observations ont été présentées à la Société de chirurgie (14 juillet 1878).

| 7 nov., | matin : T., 36°6 ; | soir : T., 37°0 |
|---|---|---|
| 8 | — 36°6 | — 36°8 |
| 9 | — 36°8 | — 37°2 |
| 10 | — 36°6 | — 37°4 |
| Moyennes. . . | 37°1 | 37°5 |

*Pas d'accident consécutif.* — **Guérison** complète le 20° jour.

OBSERV. II. — Richard (Joseph), de Lorquin (Meurthe), 41 ans, manœuvre, entré le 30 juillet 1877 à l'hôpital Saint-Léon, salle Saint-Jean, lit n° 19.

Carie tarsienne droite avec nécrose de l'astragale. Le début de l'affection remonte à une dizaine d'années. Nombreux abcès et décollements péri-articulaires. Douleurs excessivement intenses privant le malade de tout sommeil et lui arrachant des cris même pendant la journée.

*Amputation de la jambe droite au tiers supérieur d'après la méthode antiseptique :* les ligatures artérielles sont faites avec du fil ordinaire trempé dans une solution phéniquée concentrée. Drainage. Sutures au fil d'argent. Éponges antiseptiques. Pansement antiseptique régulier.

*Pas d'accident primitif.* Les ligatures tombent le 8° et le 11° jour. — Les sutures métalliques sont enlevées successivement le 6°, le 8° et le 10° jour.

*La réunion a eu lieu par première intention* partout, même contre la section tibiale, sauf sur le trajet des fils et du drain, où s'est produit un petit abcès.

Voici les mensurations thermométriques des 10 premiers jours après l'opération :

| 22 août, | matin : T., »» | ; soir : T., 37°2 |
|---|---|---|
| 23 | — 37°0 | — 38°0 |
| 24 | — 37°6 | — 37°6 |
| 25 | — 37°0 | — 37°5 |
| 26 | — 36°8 | — 37°4 |
| 27 | — 37°0 | — 37°8 |
| 28 | — 37°0 | — 37°8 |
| 29 | — 37°0 | — 37°6 |
| 30 | — 37°0 | — 37°4 |
| 31 | — 37°2 | — 37°8 |
| 1er sept. | — 37°4 | — 37°8 |
| Moyennes. . . | 37°1 | 37°6 |

*Pas d'accident consécutif.* — *Guérison complète* le 35° jour. Moignon très-régulier.

Observ. III. — Dupont (Émile), 17 ans, de Nancy, serrurier, entré le 17 octobre 1877 à l'hôpital Saint-Léon, salle Saint-Léon, lit n° 14.

Écrasement et section des trois derniers doigts de la main gauche. Le 5° doigt est coupé un peu au-dessous de l'articulation de la 1re et de la 2° phalange ; le 4° doigt est sectionné dans le milieu de la 2° phalange ; enfin le doigt médius a été sectionné immédiatement derrière l'articulation de la 2° et de la 3° phalange ; l'index est légèrement blessé dans la phalange unguéale.

*Désarticulation* immédiate de la 2° sur la 1re phalange des 3°, 4° et 5° doigts, d'après la méthode antiseptique ; sutures au catgut.

*Pas d'accident primitif. Réunion complète par première intention*, sur les 4° et 5° doigts, où la partie profonde des fils de catgut a été résorbée en 48 heures ; la réunion était faite à ce moment. Sur le 3° doigt les fils de catgut se sont rompus dès le lendemain par suite d'une légère tension des lambeaux ; la plaie s'est réunie par suppuration et a été cicatrisée le 16° jour.

Mensurations thermométriques des 10 premiers jours après l'opération :

| | | matin | | soir |
|---|---|---|---|---|
| 17 sept., | matin : T., | »» | ; soir : T., | 37°6 |
| 18 | — | 37°4 | — | 38°0 |
| 19 | — | 37°8 | — | 38°8 |
| 20 | — | 37°8 | — | 38°2 |
| 21 | — | 37°4 | — | 37°8 |
| 22 | — | 37°0 | — | 37°2 |
| 23 | — | 37°0 | — | 37°4 |
| 24 | — | 36°8 | — | 37°0 |
| 25 | — | 36°8 | — | 37°2 |
| 26 | — | 37°0 | — | 37°0 |
| 27 | — | 37°0 | — | 37°0 |
| Moyennes. . . | | 37°2 | | 37°5 |

Guérison complète en 48 heures pour les 4° et 5° doigts, au bout de 16 jours seulement pour le 3° doigt.

La pulvérisation phéniquée a déterminé consécutivement, vers le 15ᵉ jour, sur le dos de la main, un érythème avec vésication assez intense pour donner lieu à une lymphite légère, sans gravité aucune.

Observ. IV. — Baudoin (Jules), 19 ans, domestique, de Bruyères (Vosges), entré le 30 avril 1877 à l'hôpital Saint-Léon, salle Saint-Léon, lit n° 21.

Arthrite fongueuse suppurée du genou gauche, de nature scrofuleuse, dont le début remonte à la première enfance. La jambe est fortement fléchie sur la cuisse, le tibia en subluxation en arrière; une ouverture fistuleuse sur le côté externe de l'articulation, conduisant le stylet sur le condyle externe du fémur qui est carié. Douleurs très-intenses, exagérées par le moindre mouvement imprimé au membre. État général mauvais. Anémie profonde, amaigrissement considérable; trois hémoptysies dans le courant de l'hiver dernier; matité et craquements humides au sommet des poumons.

Baudoin étant forcé de garder le lit à cause de son affection du genou, nous nous sommes demandé si l'amputation de la cuisse, avec les chances de guérison par première intention que donne la méthode antiseptique de Lister, ne mettrait pas le malade dans des conditions meilleures, en permettant de le transporter au jardin, et ne rendrait pas possible la marche à l'aide de béquilles.

*Amputation de la cuisse au tiers inférieur* le 29 septembre, d'après la méthode antiseptique. Ligatures au catgut. Drainage. Sutures au fil d'argent. Éponges antiseptiques. Pansement antiseptique.

*Pas d'accident primitif.* Les sutures sont enlevées le 7ᵉ et le 8ᵉ jour. *Réunion par première intention* de toute la plaie même contre le fémur, sauf sur le trajet du drain.

Voici les mensurations thermométriques des 10 premiers jours après l'opération :

29 *sept.* (jour de l'opération), matin: T., »» ; soir: T., 36°8
30 — . . . . . . . . . . —   37°8   —   38°0
1ᵉʳ *octobre*. . . . . . . . —   37°8   —   38°2
2 — . . . . . . . . . —   37°8   —   38°6

| | | | | | | |
|---|---|---|---|---|---|---|
| 3 *octobre* | . . . . . . . . | matin : T , 37°6 ; soir : T., | 38°6 |
| 4 | — | . . . . . . . . | — | 37°4 | — | 37°8 |
| 5 | — | . . . . . . . . | — | 37°6 | — | 37°7 |
| 6 | — | . . . . . . . . | — | 37°4 | — | 37°9 |
| 7 | — | . . . . . . . . | — | 37°9 | — | 38°2 |
| 8 | — | . . . . . . . . | — | 37°4 | — | 37°4 |
| 9 | — | . . . . . . . . | — | 37°2 | — | 37°2 |
| | | Moyennes. . . . . | | 37°5 | | 37°8 |

Le trajet où a passé le drain ne s'est jamais cicatrisé. Le stylet a bientôt conduit sur la face interne du fémur qui a été dénudée par la suppuration, et cet état est devenu stationnaire. Aggravation progressive de la phthisie pulmonaire. Mort de tuberculose le 14 avril 1878, sept mois après l'opération.

OBSERV. V. — Kiltz (Henri), 12 ans, de Nancy, entré le 25 janvier 1878 à l'hôpital Saint-Léon, salle Saint-Jean, n° 16.

*Broiement* de la main et du poignet gauche, attrition des téguments.

Le 25 janvier, *amputation immédiate au tiers inférieur de l'avant-bras*, d'après la méthode antiseptique. Ligatures au catgut. Sutures au fil d'argent. Éponges antiseptiques. Pansement antiseptique.

*Pas d'accident primitif.* Les sutures métalliques sont enlevées le 6° et le 7° jour. La *réunion* est opérée partout, excepté sur le trajet du drain ; celui-ci se cicatrise rapidement.

Mensurations thermométriques des 10 premiers jours après l'opération :

| | | | | |
|---|---|---|---|---|
| 26 *janv.*, matin : T., 37°6 ; soir : T., 38°0 |
| 27 | — | 38°6 | — | 38°8 |
| 28 | — | 38°4 | — | 38°4 |
| 29 | — | 37°0 | — | 37°4 |
| 30 | — | 37°2 | — | 37°6 |
| 31 | — | 36°6 | — | 38°2 |
| 1er *fév.* | — | 37°8 | — | 38°0 |
| 2 | — | 38°0 | — | 37°6 |
| 3 | — | 37°2 | — | 38°0 |
| 4 | — | 37°4 | — | 37°2 |
| | Moyennes. . . | 37°5 | | 37°9 |

Consécutivement, un petit abcès dans le milieu de la cicatrice. Issue d'un petit lambeau de tissu cellulaire mortifié (peut-être du catgut). Guérison complète le 27° jour.

b) *Résections.*

OBSERV. VI. — Lucie Douzé, 22 ans, de Jaulny (Meurthe),
entrée le 1er septembre 1877 à l'hôpital Saint-Léon, salle
Sainte-Thérèse, lit n° 5.

Carie du poignet gauche, dont le début remonte à deux
ans. Une fistule au côté interne de la face dorsale. *Résection
radio-carpienne totale*, d'après la méthode antiseptique,
pratiquée le 3 septembre. Pas de suture. Drainage. Pansement antiseptique. Application d'un appareil plâtré de Ma-
thysen avec fenêtres au niveau des incisions cutanées.

Phlegmon du foyer opératoire, dû à de l'étranglement
occasionné par l'appareil. Érysipèle du membre supérieur.

Mensurations thermométriques des 10 premiers jours
après l'opération :

| | | matin | | soir |
|---|---|---|---|---|
| 5 *sept.*, matin : T., | »» ; soir : T., | | | 38°0 |
| 6 | — | 39°0 | — | 40°4 |
| 7 | — | 38°8 | — | 40°2 |
| 8 | — | 39°0 | — | 40°0 |
| 9 | — | 38°5 | — | 39°8 |
| 10 | — | 39°8 | — | 40°2 |
| 11 | — | 38°0 | — | 40°0 |
| 12 | — | 39°0 | — | 39°4 |
| 13 | — | 38°8 | — | 39°8 |
| 14 | — | 37°4 | — | 39°2 |
| 15 | — | 37°2 | — | 38°0 |
| Moyennes. . . | | 38°7 | | 39°5 |

Mensurations thermométriques du 10e au 20e jour :

| | | matin | | soir |
|---|---|---|---|---|
| 16 *sept.*, matin : T., | 37°0; soir : T., | | | 37°2 |
| 17 | — | 36°8 | — | 36°4 |
| 18 | — | 36°6 | — | 37°4 |
| 19 | — | 37°0 | — | 37°4 |
| 20 | — | 37°2 | — | 37°4 |
| 21 | — | 37°2 | — | 37°0 |
| 22 | — | 37°0 | — | 37°2 |
| 23 | — | 36°8 | — | 37°2 |
| 24 | — | 37°0 | — | 37°6 |
| 25 | — | 36°8 | — | 37°2 |
| Moyennes. . . | | 36°9 | | 37°2 |

Pas d'accident consécutif. — Sortie avant guérison complète en mars 1878.

OBSERV. VII. — Hacquard (Eugène), d'Arches (Vosges), 38 ans, cordonnier, entré le 11 septembre 1877 à l'hôpital Saint-Léon, salle Saint-Jean, lit n° 1.

Nécrose partielle du 2ᵉ métacarpien de la main droite. *Résection* de la partie nécrosée, d'après la méthode antiseptique, le 15 septembre 1877. Suture. Drain. Éponge antiseptique. Pansement antiseptique.

*Pas d'accident primitif.* Réunion partielle par première intention des parties molles.

Mensurations thermométriques :

| | matin : T. | | soir : T. | |
|---|---|---|---|---|
| 15 *sept.*, | »» | ; | 36°6 | |
| 16 | — | 37°4 | — | 37°5 |
| 17 | — | 37°0 | — | 37°6 |
| 18 | — | 37°4 | — | 36°8 |
| 19 | — | 37°8 | — | 38°6 |
| 20 | — | 38°2 | — | 38°0 |
| 21 | — | 37°2 | — | 37°5 |
| 22 | — | 37°4 | — | 37°1 |
| 23 | — | 37°0 | — | 37°4 |
| 24 | — | 37°6 | — | 37°0 |
| 25 | — | 36°8 | — | 37°0 |
| Moyennes. . . | | 37°3 | | 37°3 |

Pas d'accident consécutif.

Sorti guéri au bout de deux mois.

OBSERV. VIII. — Duval (Augustine), du Val-d'Ajol (Vosges), 21 ans, entrée le 29 janvier 1877 à l'hôpital Saint-Léon, salle Sainte-Cécile, lit n° 5.

Traitée successivement aux services de MM. Rigaud et Simonin, pour une arthrite du coude droit et une arthrite métacarpo-phalangienne du médius droit. Constitution délicate. Antécédents de scrofulose.

*Résection* de la première phalange du médius, d'après la méthode antiseptique, le 17 septembre 1877. Drainage. Pansement antiseptique.

Pas d'accident primitif. Apyrexie. (Les mensurations thermométriques n'ont pas été prises régulièrement.)

La guérison n'a pas eu lieu. Mort par tuberculisation aiguë généralisée, le 1ᵉʳ avril 1878.

Observ. IX. — Doré (Nicolas), de Nancy, âgé de 36 ans, brodeur, entre à l'hôpital Saint-Léon, le 27 juillet 1876, salle Saint-Jean, lit n° 9.

Blessé à la bataille de Gravelotte, pendant la guerre de 1870-1871, par un coup de feu qui a traversé la région tarso-métatarsienne du pied gauche. Carie consécutive. Plusieurs séjours dans les services de MM. Rigaud et Simonin.

Le 21 août 1876, une première opération de résection fut pratiquée et a porté sur les articulations des 2e et 3e cunéiformes avec les 2e et 3e métatarsiens. Pas de guérison.

Le 2 novembre 1876, résection d'un fragment du 2e métatarsien. Rugination de la fistule osseuse du 5e métatarsien. Abcès consécutif au côté interne de la plante. Récidive de la carie.

Le 4 octobre 1877, *résection* portant sur les extrémités postérieures des 4e et 5e métatarsiens, l'extrémité antérieure du cuboïde et une portion du 3e cunéiforme. Évidement et rugination d'une cavité assez étendue se trouvant au centre de la deuxième rangée du tarse et remplie de fongosités. L'opération est pratiquée par la méthode antiseptique. Pas de suture. Drainage. Pansement antiseptique. Appareil immobilisateur.

*Pas d'accident primitif.* Suppuration du foyer traumatique.

Mensurations thermométriques des 10 premiers jours après l'opération :

| | matin : T., | | soir : T., |
|---|---|---|---|
| 4 oct., | »» | ; | 37°8 |
| 5 | — | 40°2 — | 38°2 |
| 6 | — | 37°6 — | 39°0 |
| 7 | — | 38°6 — | 39°2 |
| 8 | — | 38°4 — | 39°6 |
| 9 | — | 37°5 — | 37°7 |
| 10 | — | 37°4 — | 38°8 |
| 11 | — | 37°8 — | 38°0 |
| 12 | — | 37°4 — | 37°8 |
| 13 | — | 37°5 — | 37°5 |
| 14 | — | 37°4 — | 38°0 |
| Moyennes. . . | 37°9 | | 38°4 |

*Pas d'accident consécutif.*

Guérison définitive au bout de deux mois.

OBSERV. X. — Sujet de l'observation IX. A la suite du phlegmon de la plante survenu comme complication de la deuxième opération de résection, il s'est produit une flexion exagérée et permanente du 3ᵉ orteil. Cet orteil ainsi fléchi, non-seulement gênait considérablement la marche, par le fait de sa position vicieuse, mais encore, touchant le sol par son extrémité, il s'est ulcéré.

En février 1878, *désarticulation* du 2ᵉ orteil gauche par la méthode antiseptique. Sutures au catgut. Drain. Pansement antiseptique.

*Pas d'accident primitif. Réunion par première intention,* sauf sur le trajet du drain.

Mensurations thermométriques :

| | | | | |
|---|---|---|---|---|
| 24 *fév.*, matin : T., | »» | ; soir : T., | 37°8 |
| 25 | — | 37°6 | — | 38°4 |
| 26 | — | 38°0 | — | 38°5 |
| 27 | — | 38°0 | — | 38°6 |
| 28 | — | 38°2 | — | 38°6 |
| 1ᵉʳ *mars* | — | 37°6 | — | 38°0 |
| 2 | — | 37°5 | — | 37°5 |
| 3 | — | 37°5 | — | 37°8 |
| 4 | — | 37°0 | — | 37°2 |
| 5 | — | 37°0 | — | 37°0 |
| Moyennes. . . | | 37°6 | | 37°9 |

*Pas d'accident consécutif.*

Guérison complète en 10 jours.

OBSERV. XI. — Lacour, 32 ans, chevilleur, de Nancy, entré à la fin de septembre 1877.

Carie du 2ᵉ métacarpien de la main droite. Tuberculisation pulmonaire commençante. État cachectique très-prononcé.

*Résection* de la moitié inférieure de cet os, le 10 octobre, par la méthode antiseptique. Drainage. Éponge antiseptique. Pansement antiseptique.

Suppuration du foyer traumatique. Mouvement fébrile insignifiant. Les mensurations thermométriques n'ont pas été régulièrement prises.

La guérison ne se fait pas. Sorti non guéri de l'hôpital.

OBSERV. XII. — Perret (Benoît), 50 ans, couvreur, de Pradières (Loire), entré à l'hôpital Saint-Jean, salle Saint-Jean, n° 10, le 28 septembre 1877.

Luxation tibio-tarsienne traumatique compliquée de plaie, fracture des deux malléoles; l'extrémité inférieure du tibia fait saillie par une plaie située au côté interne de l'articulation.

*Résection* des extrémités inférieures du tibia et du péroné. (*Résection partielle de l'articulation tibio-tarsienne.*)

Emploi de la méthode antiseptique. Drainage. Pansement antiseptique. Immobilisation dans une gouttière plâtrée, modèle Herrgott.

Suppuration du foyer traumatique.

Mensurations thermométriques des 10 premiers jours après l'opération.

| | | matin | | soir |
|---|---|---|---|---|
| 28 *sept.*, | matin : T., | »» | ; soir : T., | 38°4 |
| 29 | — | 39°3 | — | 40°0 |
| 30 | — | 39°4 | — | 40°2 |
| 1ᵉʳ *oct.* | — | 38°7 | — | 40°1 |
| 2 | — | 39°0 | — | 39°4 |
| 3 | — | 39°0 | — | 39°8 |
| 4 | — | 38°8 | — | 39°5 |
| 5 | — | 38°0 | — | 39°5 |
| 6 | — | 38°6 | — | 40°2 |
| 7 | — | 38°6 | — | 39°8 |
| 8 | — | 38°4 | — | 40°6 |
| Moyennes. . . | | 38°7 | | 39°7 |

Mensurations thermométriques du 10ᵉ au 20ᵉ jour :

| | | matin | | soir |
|---|---|---|---|---|
| 9 *oct.*, | matin : T., | 39°5 | ; soir : T., | 40°2 |
| 10 | — | 38°5 | — | 39°5 |
| 11 | — | 36°4 | — | 39°0 |
| 12 | — | 37°0 | — | 38°4 |
| 13 | — | 37°2 | — | 39°0 |
| 14 | — | 36°8 | — | 38°3 |
| 15 | — | 36°8 | — | 38°2 |
| 16 | — | 37°6 | — | 38°2 |
| 17 | — | 37°5 | — | 38°0 |
| 18 | — | 37°0 | — | 38°5 |
| Moyennes. . . | | 37°4 | | 38°7 |

Cicatrisation complète au bout de trois mois.

Guérison définitive avec conservation de légers mouvements de flexion et d'extension du pied.

### c) *Extirpation de tumeurs.*

OBSERV. XIII. — Baur (Pierre), 64 ans, journalier, entré le 17 août 1877 à l'hôpital Saint-Léon, salle Saint-Jean, lit n° 12.

Sarcome superficiel volumineux de la cuisse droite.

Le 23 août, *extirpation* du néoplasme d'après la méthode de Lister. La tumeur est très-vasculaire et implantée solidement sur l'aponévrose du membre. Ligatures au catgut. Sutures. Drainage. Éponge antiseptique. Pansement antiseptique.

*Pas d'accident primitif;* la réunion a momentanément lieu par première intention, mais les lèvres de la plaie se disjoignent, malgré le drainage, à partir du 5ᵉ jour. Une portion assez considérable de l'aponévrose se mortifie et retarde la guérison.

Mensurations thermométriques :

| | | matin | | soir | |
|---|---|---|---|---|---|
| 23 août (jour de l'opération), matin : T., | | »» | ; soir : T., | | 38°2 |
| 24 — | | — | 37°8 | — | 38°6 |
| 25 — | | — | 37°2 | — | 37°8 |
| 26 — | | — | 37°8 | — | 38°0 |
| 27 — | | — | 37°8 | — | 38°2 |
| 28 — | | — | Apyrexie. | — | »» |
| Moyennes. | | | 37°5 | | 38°0 |

La guérison marche lentement; elle n'est complète qu'après trois mois.

(Une deuxième petite tumeur sarcomateuse, située à la partie inférieure externe de la cuisse, a été enlevée à l'aide du thermocautère.)

OBSERV. XIV. — Lévy (Meyer), 55 ans, négociant à Nancy, entre à l'hôpital Saint-Léon le 20 août 1877, salle Saint-Frédéric, lit n° 3.

Carcinome mammaire du côté droit, dont le début remonte à 1870 et qui présente actuellement le volume d'un poing.

*Ablation,* d'après la méthode antiseptique, le 22 août. Ligatures au catgut. Sutures avec fil d'argent. Éponge antiseptique. Pansement antiseptique.

*Pas d'accident primitif.* La réunion a momentanément lieu, mais le 4ᵉ jour la plaie commence à s'ouvrir par suite de la tension trop forte des parties.

Mensurations thermométriques :

| | | | | |
|---|---|---|---|---|
| 22 *août* (jour de l'opération), matin : T., | »» | ; soir : T., | 38°0 |
| 23 — . . . , . . . . . | — | 37°6 | — | 38°2 |
| 24 — . . . . . . . . . | — | 37°2 | — | 37°8 |
| 25 — . . . . . . . . . | — | 37°6 | — | 37°6 |
| 26 — . . . . . . . . | Apyrexie complète | »» |
| Moyennes. . . . . | 37°4 | 37°9 |

Guérison après six semaines. Ni récidive, ni engorgement ganglionnaire au moment de la sortie de l'hôpital.

OBSERV. XV. — François (Henri), 15 ans, de Saulxures-les-Vannes (Meurthe-et-Moselle), entre à la clinique ophthalmologique le 6 mai 1878, atteint d'un kyste dermoïde de la queue du sourcil gauche.

Extirpation le 10 mai, sans spray phéniqué. Sutures avec fil de soie. Pansement antiseptique de Lister, sous spray phéniqué. Compression avec du coton.

Réunion complète au bout de 24 heures.

Apyrexie complète.

Sort de l'hôpital le 5ᵉ jour.

### d) *Kélotomies.*

OBSERV. XVI. — La nommée Claude (Marie - Anne), 68 ans, entre à l'hôpital Saint-Léon le 10 novembre 1876, atteinte d'hernie crurale droite étranglée depuis quelques jours, et dans un état désespéré. (Voir cette observation *in extenso* dans mes *Observations de clinique chirurgicale*, 2ᵉ fascicule, p. 97.)

Opération le 11 novembre; le spray phéniqué n'est pas employé. Pansement antiseptique d'après la méthode de Lister.

*Pas d'accident primitif.*

Mensurations thermométriques :

| 11 *nov.*, matin : T., »» ; soir : T., 39°2 |
|---|

| | | matin | | soir |
|---|---|---|---|---|
| 12 | — | 38°2 | — | 38°8 |
| 13 | — | 38°0 | — | 37°6 |
| 14 | — | 37°3 | — | 37°6 |
| 15 | — | 36°8 | — | 37°0 |
| 16 | — | 36°2 | — | 37°4 |
| 17 | — | 37°0 | — | 37°0 |
| 18 | — | 37°0 | — | 37°4 |
| 19 | — | 37°4 | — | 37°6 |
| 20 | — | 37°4 | — | 37°5 |
| 21 | — | 37°4 | — | 37°6 . |
| Moyennes. . . | | 37°4 | | 37°7 |

Guérison complète le 29ᵉ jour.

OBSERV. XVII. — Thouvenin (Marie), de Lenoncourt, âgée de 46 ans, entrée le 27 août 1877 à l'hôpital Saint-Léon, salle Sainte-Cécile, n° 7. Hernie crurale droite étranglée depuis quelques jours. Opération, le 28 août, d'après la méthode antiseptique. Suture. Éponge antiseptique. Pansement antiseptique. *Pas d'accident primitif. Réunion par première intention,* excepté sur le point le plus déclive de la plaie cutanée, où était placé un petit drain.

Mensurations thermométriques :

| 28 *août,* matin : T., 36°8; soir : T., 38°0 |
|---|

| | | matin | | soir |
|---|---|---|---|---|
| 29 | — | 37°4 | — | 38°4 |
| 30 | — | 37°2 | — | 37°2 |
| 31 | — | 37°0 | — | 37°2 |
| 1ᵉʳ *sept.* | — | 36°4 | — | 37°0 |
| 2 | — | 36°6 | — | 37°0 |
| 3 | — | 36°8 | — | 37°0 |
| 4 | — | 36°6 | — | 36°8 |
| Moyennes. . . | | 36°6 | | 37°3 |

Guérison complète le 12ᵉ jour.

### c) *Fracture compliquée.*

OBSERV. XVIII. — André Tanier, âgé de 14 ans, de Foug (Meurthe-et-Moselle), entré à l'hôpital Saint-Léon, salle Saint-Léon, lit n° 15, le 12 octobre 1877. Atteint de *fracture du tiers inférieur de la jambe droite,* produite par cause directe (choc d'un bloc de pierre) et *compliquée d'une vaste plaie à la partie antérieure du membre*. Le malade reçut les premiers soins du D$^r$ Serrière (de Foug), qui ayant extrait une volumineuse esquille, plaça le membre dans un appareil de Scultet et envoya le blessé à Nancy.

Pansement d'après la méthode antiseptique et application d'une gouttière plâtrée.

Suppuration de la plaie et du foyer de la fracture. Pas d'autre accident.

Mensurations thermométriques:

| | | | | |
|---|---|---|---|---|
| 13 *oct.*, matin : | T., 37°5; | soir : | T., | 38°2 |
| 14 | — | 37°6 | — | 38°6 |
| 15 | — | 37°6 | — | 38°2 |
| 16 | — | 37°6 | — | 38°8 |
| 17 | — | 37°7 | — | 38°4 |
| 18 | — | 37°6 | — | 38°4 |
| 19 | — | 37°8 | — | 38°0 |
| 20 | — | 37°4 | — | 37°8 |
| 21 | — | 37°4 | — | 37°3 |
| 22 | — | 37°6 | — | 37°8 |
| Moyennes. . . | | 37°5 | | 38°1 |

La température a flotté entre 37° et 38° jusqu'au 1$^{er}$ novembre (20$^e$ jour après l'application du premier pansement antiseptique).

Cicatrisation de la plaie le 39$^e$ jour. Consolidation de la fracture au bout de cinq mois seulement.

### f) *Plaie*.

OBSERV. XIX. — Kling (Maurice), journalier, 68 ans, entré le 19 octobre 1877 à l'hôpital Saint-Léon, salle Saint-Jean, n° 18.

Plaie fortement contuse du dos de la main. (La main a été prise entre le sol et un bloc de pierre). Arrachement des téguments, dénudation des tendons extenseurs des doigts.

Sutures au catgut. Application d'un pansement antiseptique d'après la méthode de Lister.

La réunion ne se fait pas à cause de la contusion. Mortification d'une partie des téguments et des tendons.

Mensurations thermométriques :

| | matin | soir |
|---|---|---|
| 20 *oct.*, | T., 37°6; | T., 38°5 |
| 21 — | 38°0 | — 38°5 |
| 22 — | 38°2 | — 39°6 |
| 23 — | 38°4 | — 38°8 |
| 24 — | 39°2 | — 39°0 |
| 25 — | 38°2 | — 39°0 |
| 26 — | 37°6 | — 38°2 |
| 27 — | 36°8 | — 38°0 |
| 28 — | 37°2 | — 37°4 |
| 29 — | 37°5 | — 37°4 |
| Moyennes . . | 37°8 | 38°4 |

Cicatrisation lente. Guérison au bout de deux mois seulement.

---

## III.

### EFFETS OBSERVÉS ET RÉSULTATS.

L'application de la méthode antiseptique et l'observation attentive des effets obtenus dans les différents cas (1) que nous venons de rapporter nous ont donné les résultats suivants :

1° L'effet principal que l'on observe dans les premières heures et les premiers jours qui suivent une opération pratiquée par la méthode antiseptique est *l'écoulement d'une grande quantité de liquide*. Celui-ci se répand dans les compresses de gaze, les imbibe et les traverse rapidement.

Lister attribue cette hypersécrétion aux propriétés irritantes de l'acide phénique projeté sur les surfaces traumatiques.

Dans les premières heures après l'opération, l'écoulement est fortement coloré en rouge brunâtre; il devient ensuite de plus en plus clair, la quantité du liquide sanguin diminue

---

(1) Ces cas n'ont nullement été choisis en vue d'un résultat plus ou moins heureux, mais nous avons dû les prendre tels qu'ils nous ont été donnés par un service chirurgical où les affections chroniques dominent généralement.

et la proportion de sérosité augmente. Vers les 2ᵉ et 3ᵉ jours, la quantité de liquide sécrété devient à son tour notablement moins abondante.

A mesure que le liquide diminue en quantité, il change aussi de nature : de séro-sanguinolent, il devient séro-purulent et enfin purulent. Lister et Volkmann avancent que la sécrétion ne devient jamais complétement purulente, qu'elle est au contraire muco-purulente et même muqueuse. Nous avons observé un résultat analogue après une amputation de cuisse. (Obs. IV.)

2° Les surfaces traumatiques non affrontées qui restent à découvert sont d'ordinaire très-réduites, au moins dans les cas où le chirurgien réunit la plaie. Après l'opération, elles présentent une teinte rouge violacé et même brunâtre; peu à peu celle-ci passe au rouge vif. Les surfaces s'égalisent et se couvrent de bourgeons. La formation de ces derniers semble être lente et retardée. D'après certains chirurgiens, elle se produirait rarement dans les conditions habituelles et pourrait même manquer complétement.

Les phénomènes de mortification sont très-rares, pour ne pas dire qu'ils n'existent pas à la surface de la plaie. Volkmann appelle spécialement l'attention sur ce fait. Il n'y a pas, dit-il, de nécrose moléculaire. La plaie se maintient, en effet, dans des conditions de simplicité remarquable ; *elle est toujours propre, elle n'a ni à se nettoyer ni à se déterger.* Chez mes blessés et mes opérés, il n'y a eu d'exception que pour une plaie fortement contuse (Obs. XIX), où l'extrémité d'un lambeau cutané arraché par le traumatisme s'est mortifiée.

D'après Lesser, Volkmann et autres, les caillots sanguins qui peuvent se former dans le foyer traumatique, ne se putréfient jamais; bien au contraire, la règle serait leur organisation. Volkmann assure avoir vu des caillots rester enfermés dans une plaie pendant six semaines sans se putréfier. Nous n'avons pas eu occasion de vérifier un pareil fait, car dans nos observations nous n'avons eu ni hémorrhagie, ni formation de caillot, à plus forte raison jamais de rétention ni de décomposition de caillot.

3° L'*absence d'odeur* mérite d'être signalée. Grâce à l'écoulement facile des liquides, ceux-ci ne sont pas retenus dans la plaie et ne peuvent s'y altérer. Ils se répandent dans la gaze phéniquée et sont enlevés avec celle-ci dès que le pansement en est imbibé. L'absence de phénomènes de mortification moléculaire à la surface des plaies explique à son tour l'absence d'odeur. Cet avantage nous a particulièrement frappé, notamment dans les circonstances suivantes. Il nous est arrivé, pendant que nous expérimentions la méthode antiseptique, de pratiquer une ablation de sein dans les conditions habituelles et d'appliquer le pansement classique ordinaire. Chaque fois que nous faisions nous-même le pansement de notre opéré, nous étions frappé de l'odeur que gardaient nos mains, quelquefois pendant plusieurs heures, et pourtant nous exigions la propreté la plus rigoureuse et nous évitions d'une manière absolue de toucher les pièces de pansement avec les doigts.

Volkmann affirme que, même dans les cas de plaie contuse où des portions de tissu se nécrosent, l'odeur gangréneuse manque absolument; la mortification a lieu sans putréfaction.

4° La *réunion par première intention* a fréquemment réussi. Elle a été totale et complète dans l'extirpation d'un kyste dermoïde (Obs. XV). Sur les huit amputations que j'ai eu occasion de pratiquer, la réunion a eu lieu par première intention, dans la profondeur comme à la superficie, excepté sur le trajet des drains, dans sept cas, à savoir : dans deux amputations de doigt (Obs. III), dans une amputation d'orteil (Obs. X), dans deux amputations d'avant-bras (Obs. I et V), dans une amputation de jambe (Obs. II), enfin dans une amputation de cuisse (Obs. IV). Dans le huitième cas, amputation du troisième doigt (Obs. III), la réunion profonde seule s'est faite par première intention, et il y a eu suppuration des bords de la plaie.

Nous avons, en outre, obtenu la réunion complète par première intention, sauf sur le trajet du drain, dans une opération de hernie étranglée (Obs. XVII). Dans une autre herniotomie (Obs. XVI), la réunion profonde s'est faite par

première intention; mais il y a eu suppuration à la surface
de la plaie.

Nous avons été moins heureux dans les résections. Une
seule fois nous avons obtenu une réunion des parties molles
par première intention, dans une résection métacarpienne
partielle (Obs. VII). Dans les autres opérations : résection d'une
phalange (Obs. VIII), résection métacarpienne (Obs. XI), résection tarso-métatarsienne (Obs. IX), résection radio-carpienne (Obs. VI), résection tibio-tarsienne (Obs. XII), il y a
eu suppuration dans toute l'étendue du foyer traumatique.

Enfin dans deux extirpations de tumeur (Obs. XIII et XIV)
la réunion s'est momentanément opérée, mais n'a pas duré:
dans le premier cas (Obs. XIII), à cause d'une nécrose aponévrotique sous-jacente; dans le second (Obs. XIV), à cause
d'une tension exagérée des lèvres de la plaie.

Dans une plaie contuse (Obs. XIX), la réunion a échoué à
cause de la contusion des parties profondes et d'une portion
des téguments.

En résumé donc, toutes les fois que nous avons eu affaire
à une plaie régulière par instrument tranchant, telle qu'une
plaie par amputation, une plaie consécutive à la kélotomie,
ou une extirpation de tumeur, la réunion par première intention a été la règle, et n'a manqué que très-rarement. La
réunion n'a pu être tentée dans les cas où la forme et la
disposition de la plaie n'ont point permis d'obtenir un affrontement convenable (les résections). Elle a échoué quand il y
a eu incorrection ou faute commise dans son exécution: réunion avec tension exagérée des lambeaux (Obs. XIV), réunion
d'une plaie contuse (Obs. XIX); ou par suite d'accidents
survenus par une cause ou une autre (nécrose aponévrotique
sous-jacente, Obs. XIII).

5° Les phénomènes de *réaction locale* sont *nuls* et les *accidents primitifs rares*.

Ainsi *la rougeur et la tuméfaction des lèvres de la plaie
manquent* dans la grande majorité des cas. Nous n'avons eu
à déplorer qu'une seule fois un accident primitif. Il s'agit d'un
phlegmon du foyer traumatique avec érysipèle consécutif;

mais la cause en a été une faute commise dans l'application d'un appareil de contention.

L'absence d'inflammation locale, et l'action analgésique spéciale de l'acide phénique expliquent l'*absence de douleur.*

6° Ce qui vient d'être dit pour la réaction locale, nous pouvons le répéter pour la réaction générale. La *fièvre·traumatique* est d'ordinaire *très·faible,* comme il est facile d'en avoir la preuve en jetant un coup d'œil sur le résultat des mensurations thermométriques indiquées dans nos observations. En effet, nos 19 observations ont donné·les résultats suivants :

Pour les températures du matin, la moyenne du premier septénaire ou des dix premiers jours a été :

Une fois inférieure à 37° (Obs. XVII);

Six fois supérieure à 37°, mais inférieure à 37°5 (Obs. I, II, III, VII, XIV, XVI) ;

Quatre fois elle s'est élevée à 37°5 (Obs. IV, V, XIII, XVIII);

Trois fois elle a été supérieure à 37°5 sans atteindre 38° (Obs. IX. X, XIX) ;

Deux fois seulement elle a dépassé 38°. (Obs. VI, XII);

Dans trois cas, les températures n'ont pas été régulièrement prises, tant la réaction fébrile a été faible.

Le soir, la moyenne des températures du premier septénaire ou des dix premiers jours a été :

Deux fois au-dessus de 37°, mais inférieure à 37°5 (Obs. VII et XVII) ;

Deux fois elle s'est élevée à 37°5 (Obs. I et III) ;

Six fois elle a été supérieure à 37°5, mais inférieure à 38° (Obs. II, IV, V, X, XIV, XVI) ;

Une fois elle a atteint 38° (Obs. XIII) ;

Quatre fois elle a dépassé 38°, tout en restant inférieure à 38°5 (Obs. IX, XVIII, XIX).

Deux fois elle a dépassé 39°, pour diminuer rapidement dans le deuxième septénaire (Obs. VI, XII).

En résumé, sur les 19 observations, la température moyenne du matin a atteint ou dépassé 38°; deux fois la moyenne du soir a atteint ou dépassé 38° dans six cas.

Si nous tenons compte des opérations pratiquées, nous

trouvons que pour les amputations (Obs. I, II, III, IV, V, X), les températures moyennes du matin et du soir n'atteignent pas une seule fois 38°. Même remarque pour les kélotomies (Obs. XVI et XVII). Les moyennes les plus élevées ont été obtenues pour les opérations de résection; c'est à elles qu'appartiennent les températures supérieures à 39°.

7° Dans aucune de nos 19 observations, il n'est question *d'accidents généraux des plaies*. Nous n'avons jamais noté ni accidents septicémiques, ni accidents pyohémiques.

8° La cicatrisation s'est, en général, effectuée assez rapidement; toutefois nous ne pouvons pas citer pour les plaies un peu étendues de ces guérisons miraculeuses obtenues en deux, trois et quatre jours, comme en signalent quelques chirurgiens. Cela provient sans doute d'une manière différente d'apprécier et de noter les faits et les résultats. Très-souvent, en effet, nous lisons dans les observations des auteurs ces mots: Réunion complète ou guérison complète, le troisième ou le quatrième jour, sauf une petite fistulette sur le trajet du drain. Combien de temps cette fistulette a-t-elle mis pour se cicatriser? c'est ce que les observations ne disent pas toujours. Nous craignons fort que les chirurgiens aient parfois mis un peu trop d'enthousiasme dans leur appréciation, et nous en trouvons la preuve dans tous les efforts qui sont faits actuellement pour remplacer le drainage par les tubes de Chassaignac, par un drainage obtenu à l'aide des fils de catgut, du crin de cheval ou autre substance analogue.

La guérison ne doit être considérée comme achevée qu'à partir du moment où toute la plaie, *trajet du drain compris*, est fermée et parfaitement cicatrisée. Dans mes observations, la durée de la cicatrisation a été ce qui suit :

2 jours (Obs. III, désarticulation de la 2ᵉ phalange du 4ᵉ et du 5ᵉ doigt; — Obs. XV, extirpation d'un kyste dermoïde du sourcil);

10 jours (Obs. X, amputation d'un orteil);

12 jours (Obs. XVII, kélotomie);

16 jours (Obs. III, désarticulation de la 2ᵉ phalange du 3ᵉ doigt);

19 jours (Obs. XVI, kélotomie);

20 jours (Obs. I, amputation d'avant-bras);

27 jours (Obs. X, amputation d'avant-bras);

35 jours (Obs. II, amputation de jambe);

39 jours (Obs. XVIII, fracture compliquée de jambe; — la consolidation a été obtenue plus tard);

40 jours (Obs. XIV, ablation d'un sein cancéreux chez un homme);

2 mois (Obs. VII, résection métacarpienne; — Obs. IX, résection tarso-métatarsienne; — Obs. XIX, plaie contuse du dos de la main);

3 mois (Obs. XII, résection tibio-tarsienne; et Obs. XIII, extirpation de sarcome).

Chez le malade de l'observation VI, la cicatrisation n'était pas faite au moment de la sortie de l'hôpital et nous soupçonnons fort que quelque diathèse scrofuleuse en a été la cause. Chez le malade de l'observation XI, elle ne s'est pas faite à cause de la diathèse tuberculeuse existante. Les malades des observations IV et VIII sont morts de tuberculose, le premier six mois et demi, le second sept mois après l'opération qu'ils avaient subie.

En résumé donc, sauf le cas de l'observation VI où il a existé une cause méconnue qui ne tardera pas à se montrer ultérieurement, nous avons toujours obtenu des guérisons sans accident et des cicatrisations durables, excepté quand il y a eu concomitance d'un état constitutionnel pathologique, et en particulier de la tuberculose. (Obs. IV, VIII et XI.)

9° Hueter a dit que dans les amputations pratiquées par la méthode antiseptique, la rétraction cicatricielle était moindre, même très-faible, et que par conséquent les moignons présentaient un aspect meilleur. Ce fait nous semble vrai; en effet, la plaie traumatique étant réunie et guérissant d'ordinaire par première intention, c'est-à-dire sans suppuration et avec formation d'une quantité très-minime de tissu cicatriciel, on comprend aisément que les effets de rétraction de ce tissu soient moindres et même insignifiants. Cette circonstance ne saurait rester sans influence sur la physionomie des moignons.

## IV.

Dans l'appréciation de la valeur de la méthode antiseptique, la critique n'a généralement porté que sur les vues
théoriques de Lister, son inventeur. Les chirurgiens ont dis-
cuté les propriétés des bactéries ou autres micro-organiques,
le rôle de ces infiniment petits dans les accidents locaux et
généraux des plaies, ou encore la valeur antiseptique de l'a-
cide phénique, et n'ont ainsi envisagé que quelques points
particuliers de la question. Celle-ci nous paraît, au contraire,
beaucoup plus vaste et même très-complexe.

En examinant en détail la méthode de Lister, il est facile
de se convaincre que celle-ci ne consiste pas uniquement
dans l'emploi d'un agent antiseptique, mais bien dans l'application méthodique d'une série de moyens, tous connus
et expérimentés isolément depuis longtemps, mais rarement
étudiés d'une manière satisfaisante, au point de vue des indications qu'ils remplissent.

D'ailleurs, le traitement des plaies et l'opération du pansement en général constituent des problèmes qui sont loin
d'être résolus; nous en avons comme preuve la remarquable discussion qui vient d'avoir lieu à l'Académie de médecine et à laquelle ont pris part les plus grands chirurgiens
de l'époque actuelle.

Ce sont les découvertes histologiques modernes, qui en
nous faisant connaître le mécanisme et l'évolution anatomo-
pathologique de la cicatrisation, puis la physiologie pathologique de ce remarquable phénomène; ce sont les études de
pathologie expérimentale, qui, nous conduisant à une con-
naissance plus exacte de la pathogénie des accidents des plaies,
ont permis de formuler d'une manière précise les *règles du
traitement des plaies* et les *indications à remplir par le pansement.*

Nous savons entre autres que la réunion par première intention est, pour une plaie, le mode de cicatrisation et de guérison le plus simple, le plus rapide, le plus avantageux.

Abstraction faite de toute action antiseptique, *la méthode de Lister doit donner et donne de brillants succès, parce que son but principal est d'obtenir la réunion des plaies par première intention.* En effet, plusieurs des indications indispensables à la réussite de la réunion par première intention se trouvent formulées dans la méthode antiseptique du chirurgien anglais. La discussion suivante va nous le démontrer.

La réunion par première intention exige pour réussir :

1° *Que les éléments constitutifs des lèvres de la plaie soient dans des conditions anatomiques et physiologiques normales ; s'il s'agit d'une opération, que le traumatisme chirurgical ait été aussi simple que possible ;*

2° *Un affrontement régulier et complet des lèvres de la plaie ;*

3° *Un libre écoulement des liquides produits par les surfaces traumatiques ;*

4° *L'absence de toute cause d'irritation physique ou mécanique, telle que présence de corps étrangers entre les surfaces affrontées ; tiraillement, tension, défaut d'immobilité ou de sustentation de ces surfaces, pression inégale, irrégulière ou exagérée sur les parties, etc., etc.;*

5° *L'absence de toute cause d'irritation chimique, telle que l'application d'un topique irritant, l'altération des liquides retenus sur ou dans la plaie, etc.;*

6° *Enfin, l'absence de toute influence septique de quelque nature qu'elle soit.*

Il est facile de voir, en examinant attentivement tous les détails de la méthode de Lister et plus particulièrement de son pansement, que plusieurs des conditions énoncées sont parfaitement remplies. En effet, dans le pansement de Lister tel que nous le comprenons et tel que nous l'avons appliqué, *l'affrontement des surfaces traumatiques* est assuré et la *liberté d'écoulement des liquides* maintenue par le drainage largement appliqué.

Les conditions nécessaires pour obtenir un *affrontement*

convenable, sur lesquelles nous avons maintes fois entendu
insister dans les cliniques que nous avons suivies comme
élève à Strasbourg, ont été récemment étudiées par M. Trélat
dans un intéressant et instructif mémoire (1).

C'est à la régularité de l'affrontement que M. Pozzi (2)
attribue surtout les succès de la méthode de Lister. « Dans
le pansement de Lister, dit cet auteur, appliqué aux plaies
d'amputation et d'ablation de tumeurs, le principal est ce que
ce chirurgien considère comme l'accessoire : *l'affrontement
méthodique des surfaces traumatiques* favorisant la réunion
par première intention. »

Dans le pansement de Lister, l'affrontement est obtenu par
les sutures au catgut ou au fil d'argent, et par la compression régulière opérée plus spécialement par les éponges
antiseptiques et les compresses de gaze phéniquée appliquées sur les parties affrontées et au delà. La suture produit
l'affrontement de la périphérie des lambeaux, la compression
élastique celui de leur surface profonde.

Les surfaces traumatiques destinées à être soudées ensemble
doivent être affrontées très-exactement et maintenues affrontées par une pression convenable. Celle-ci ne doit être ni trop
forte ni trop faible, elle doit être complète et uniforme, c'est-
à-dire exactement la même sur toute l'étendue des lambeaux
affrontés.

Si elle est trop forte, elle anémie et peut même mortifier
les parties ; si elle est trop faible, elle permet la disjonction
et l'écartement des parties par les liquides qui suintent des
surfaces traumatiques, d'où d'abord, collection des liquides,
et, à cause de la suture, souvent rétention des liquides.

Si la pression est irrégulière, tous ces inconvénients se
produisent à la fois. Une pression plus forte sur la base que
sur l'extrémité d'un lambeau aura pour résultat, tantôt la
congestion de cette extrémité, tantôt sa mortification, selon

---

(1) TRÉLAT. *Leçons sur le traitement des plaies.* (*Progrès médical,* 1877.
N° 44, 46, 48 et 49. — Discours à l'Académie de médecine.)

(2) POZZI. *Observations à propos du pansement de Lister.* (*Progrès médical,* 1876. Numéros du 25 novembre et des 2, 9 et 16 décembre.)

que la circulation veineuse seulement, ou que la circulation artérielle à son tour est gênée et interrompue. Une pression plus forte sur l'extrémité que sur la base du lambeau est souvent la cause de la formation d'une collection de liquides au niveau de cette base.

L'affrontement doit en outre avoir lieu sans tiraillement ni tension des parties. Celles-ci doivent être soutenues, garanties contre l'action de leur propre poids et parfaitement immobilisées ; ces dernières conditions ne s'obtiennent pas toujours aisément avec le pansement de Lister.

L'affrontement parfait qui, pour nous, constitue un des principaux avantages du pansement ouaté (1) de M. Alphonse Guérin, nous paraît être la grande difficulté dans la méthode de Lister, et les partisans les plus enthousiastes de cette dernière ont sans doute déjà été forcés d'accepter malgré eux le *pansement antiseptique sans réunion et sans affrontement* dont M. Verneuil (2) a récemment fait connaître tous les avantages.

La *liberté de l'écoulement des liquides* est assurée par un drainage minutieux obtenu par les tubes de caoutchouc dont M. Chassaignac nous a depuis longtemps démontré l'immense utilité. Rappelons que M. Kœberlé a dans le même but introduit le drainage par des tubes en verre (3).

Tout en assurant ainsi un libre écoulement aux liquides par un large emploi des tubes de Chassaignac, il n'en est pas moins important de diminuer autant que possible la production même de ces liquides, d'autant plus que l'acide phénique projeté sur les surfaces traumatiques en augmente momentanément la quantité. Le chirurgien n'oubliera donc pas qu'il faut pratiquer ici comme toujours une hémostase aussi complète que possible avant de réunir la plaie et d'exécuter le pansement. Pour notre compte, nous suivons la pratique de M. Kœberlé, et nous assurons, pendant nos opérations,

(1) Gross. *L'Occlusion inamovible et le pansement ouaté.* (In *Revue médicale de l'Est*, 15 février 1875.)

(2) Verneuil. *Archives générales de médecine*, 1878, 1, p. 546.

(3) Kœberlé. Discours à la Société de médecine de Strasbourg, 2 juillet 1874.

l'hémostase provisoire à l'aide des pinces hémostatiques (1) ;
pour l'hémostase définitive, nous avons recours à la torsion
recommandée par M. Tillaux ou à la ligature au catgut de
Lister. Nous avons l'habitude de porter une attention toute
spéciale et une très-grande précision à l'hémostase en général,
car indépendamment de tous les bienfaits qui résultent de
l'économie du sang, nous avons toujours regardé le sang
épanché et retenu dans une plaie, en quantité même minime,
comme une des causes les plus fréquentes du développement
des accidents primitifs. Nous avons vu plus haut l'explication que M. Pasteur vient tout récemment de donner de ce
fait (2).

Nous suivons encore les recommandations données par
M. Kœberlé (3) pour éviter autant que possible les lymphor-
rhagies, c'est-à-dire que dans nos opérations nous pratiquons
nos incisions, autant que possible, suivant le trajet des vaisseaux lymphatiques, et nous évitons toutes les incisions
obliques ou perpendiculaires à leur direction.

Après avoir parlé du drainage, je ne puis que répéter ici
ce qui a déjà été dit plus haut, à savoir que le pansement
listérien exerce une véritable *aspiration* des liquides. La
gaze phéniquée et surtout les éponges nous paraissent exercer une véritable succion à travers les drains et aspirer les
liquides de la profondeur des tissus.

Insistant sur les effets nuisibles des *corps étrangers* dans
une plaie et considérant avec raison les fils à ligature comme
jouant ce rôle, Lister recommande énergiquement le catgut ;
non-seulement il conseille de couper les ligatures à ras, ce
qui diminue autant que possible le volume du corps étran-
ger, mais par cela même que ces fils sont rapidement dissous,
la durée de leur séjour, en tant que corps étrangers, dans la
plaie est considérablement abrégée. Les mêmes observations
s'appliquent aux fils de catgut employés comme moyen de

---

(1) Gross. *Les Pinces hémostatiques et la Forcipressure.* (In *Revue médicale
de l'Est*, 1876, t. V, p. 182.)

(2) Voir p. 33.

(3) Kœberlé, *loc. cit.*

suture; on comprendra aussi l'avantage qu'il y a à substituer le fil d'argent aux épingles à suture.

Enfin le silk protecteur, comme nous le savons déjà, est destiné à protéger la plaie contre *l'action chimique* irritante de l'acide phénique.

Telles sont les conditions qui, indépendamment de l'antisepsie, *favorisent,* dans la pratique de Lister, la réunion par première intention. Mais il est aisé de démontrer qu'elles ne suffisent pas pour obtenir cette dernière.

Je rappellerai d'abord que, pour réussir une réunion par première intention, les éléments constitutifs des lèvres de la plaie et des surfaces affrontées doivent être dans des *conditions anatomiques et physiologiques normales.* Ainsi les surfaces mises en contact, pour adhérer l'une à l'autre définitivement, ne doivent pas présenter le moindre degré de *contusion.* La recommandation peut paraître banale, et pourtant elle est sans cesse oubliée ; tous les jours, les chirurgiens violentent plus ou moins brutalement, pendant l'exécution opératoire, les surfaces qu'ils se proposent d'affronter. Combien de fois n'avons-nous pas vu cette règle élémentaire oubliée même par des chirurgiens habiles et expérimentés, qui virent dès lors échouer infailliblement les réunions les mieux faites en apparence!

Il est encore absolument nécessaire de veiller à ce que *la circulation et la nutrition ne soient nullement modifiées,* dans les parties affrontées, par la pression ou la constriction exercées par les objets du pansement. Je ne citerai point ici la gravité de *l'étranglement* (1), sur laquelle M. Sédillot a tant de fois insisté dans ses écrits, si je n'avais pas vu souvent des accidents être produits par une simple compresse ou un tour de bande trop serré.

Rappelons encore les conditions anormales de vitalité et de nutrition dans lesquelles se trouvent les éléments anatomiques d'un organisme placé sous l'influence de quelque *état constitutionnel pathologique* (alcoolisme, scrofulose, tuberculose, syphilis, etc.). C'est à M. Verneuil que nous devons

(1) SÉDILLOT. *Contributions à la chirurgie,* t. 1, p. 2.

principalement de connaître toute l'importance des maladies constitutionnelles sur la marche d'une blessure accidentelle ou opératoire.

Il ne faut pas oublier non plus que le succès d'une réunion, comme d'une opération en général, dépend en grande partie de la *simplicité du traumatisme opératoire*. Le chirurgien doit opérer avec précision et méthode, limiter, autant que possible, la blessure qu'il est obligé de produire, éviter de blesser les organes qui peuvent être ménagés, par exemple les veines et même les veinules, à la lésion desquelles M. Michel attache, et avec raison, une si grande importance. C'est avec un soin tout particulier que nous voyons M. Michel conserver ces organes dans les opérations, et c'est à cette précaution que ce chirurgien attribue en grande partie ses brillants succès. On oublie trop souvent l'opération et l'opérateur dans l'appréciation d'un résultat opératoire, car quelle que soit la méthode de pansement employée, une opération mal faite a toutes les chances d'être suivie d'accidents.

Nous appellerons encore l'attention sur la nécessité absolue d'une parfaite *immobilité* des parties dont on recherche la réunion par première intention. C'est là une condition d'une extrême importance à notre avis et qui, très-souvent, est oubliée dans la discussion des résultats obtenus soit par une opération, soit par un pansement. Il suffit de se rappeler les différents temps du processus histologique de la cicatrisation en général pour comprendre que la première des conditions du phénomène est le *repos absolu* et *l'immobilité* des parties.

Peut-on comprendre une réunion, une cicatrisation, quelle qu'elle soit, quand les parties affrontées sont tiraillées, soit par le fait d'une tension exagérée, soit parce que l'action de la pesanteur s'exerce dans une direction inverse à celle de l'affrontement, soit par suite des mouvements exécutés volontairement ou accidentellement par le malade, soit même par ceux que le chirurgien imprime, pour une raison ou une autre, à la région blessée? On peut adresser à la méthode de Lister le reproche d'exiger dans les premiers temps des renouvellements très-fréquents du pansement, et de ne pas permettre une immobilité absolue. Ajoutons, pour être juste, que cet inconvénient ne dure pas, et à mesure que la quantité de liquide sécrété par la plaie diminue, le pansement de Lister devient de plus en plus un *pansement rare*. Dès lors l'immobilité devient possible.

La nécessité d'un renouvellement fréquent du pansement nous a semblé être une difficulté assez sérieuse dans l'application de la méthode de Lister au traitement des fractures compliquées et des résections. Il est difficile de combiner un appareil de contention efficace avec les exigences du pansement de Lister. Dans nos opérations de résection, nous avons toujours accordé plus d'importance à l'immobilisation qu'à la régularité du pansement antiseptique; car nous sommes profondément convaincu qu'un très-grand nombre des insuccès en chirurgie sont dus au défaut d'immobilité. Aussi faisons-nous un grand usage des appareils à immobilisation et tout particulièrement des appareils plâtrés dans nos opérations et notre thérapeutique chirurgicale. Après les amputations, nous introduisons dans le pansement une attelle postérieure en carton (1) pour soutenir les parties molles et les empêcher de s'affaisser et se déplacer sous l'influence de leur propre poids.

La méthode antiseptique de Lister semble rendre le chirurgien maître de la *fièvre traumatique* et le mettre à l'abri des *accidents locaux primitifs* des plaies.

Dans la plupart de nos observations la fièvre traumatique a été peu élevée. Ce résultat nous a tout particulièrement frappé, et bien que nous pourrions présenter des tracés thermométriques se rapportant à des opérations graves, pratiquées sans le concours de la méthode antiseptique et à la suite desquelles les températures notées ont été peu élevées, nous sommes obligé de reconnaître que jamais nous

(1) Depuis que nous faisons usage d'une attelle postérieure en carton pour soutenir les parties molles après l'amputation de la jambe, par exemple, nous n'avons plus jamais obtenu d'effets de pression et de nécrose des téguments par l'angle antérieur du tibia.

n'avions obtenu des tracés analogues à ceux que nous ont donnés un certain nombre de nos opérés, par exemple ceux des Observations II, IV et XVII. Le tracé de l'Observation II nous paraît surtout remarquable; il nous apprend que la température moyenne chez un amputé de jambe pendant le premier septénaire a été de 37°1 le matin et 37°6 le soir.

Les avantages précédemment reconnus à la pratique de Lister nous rendent compte, jusqu'à un certain point, de cet heureux résultat. Quand une plaie se réunit par première intention, aucun mouvement fébrile n'en accompagne la guérison. Mais d'autres circonstances interviennent encore pour diminuer et entraver la fièvre traumatique.

Nous pensons qu'un rôle d'une certaine importance revient ici à l'*acide phénique*. La chimie nous apprend, en effet, que l'acide phénique coagule les matières albuminoïdes. Dès lors, son contact prolongé avec une surface traumatique récente, telle que celle qui résulte d'une opération, par exemple, favorise la production de coagulums dans les vaisseaux sanguins et lymphatiques divisés. Toutes les bouches absorbantes étant fermées, il n'y a que peu ou point de résorption et, par conséquent, aucune introduction d'éléments étrangers dans le sang. De plus, le phénol possède à un haut degré des propriétés antifermentescibles et antiseptiques; tout phénomène de fermentation ou de putréfaction est donc entravé à la surface de la plaie. Pour ce motif, non-seulement la réaction fébrile est affaiblie, mais encore le développement des accidents primitifs rendu difficile et exceptionnel.

En facilitant autant que possible le libre écoulement des liquides, Lister évite *la stagnation et la rétention des liquides* dans la plaie, ces deux grandes causes d'accidents des plaies.

« La rétention des liquides, dit M. Sédillot (1), est une des plus graves complications de la chirurgie. » Ses effets sont, les uns locaux et mécaniques, les autres éloignés et infectieux. Les premiers « s'expliquent par la compression et l'étranglement, produisent la gêne et l'arrêt de la circulation capillaire;

(1) SÉDILLOT. *Contributions à la chirurgie*, t. I, p. 6.

l'œdème, le gonflement, l'induration, la douleur, l'ulcération, la gangrène, en sont les conséquences habituelles avec une foule de degrés dépendant du siége, de la nature, du volume, de l'acuité des accidents, de l'état de santé et d'impressionnabilité des malades. »

« Le danger des rétentions, dit encore M. Sédillot, est surtout remarquable dans les plaies dont on tente la réunion par des bandages d'occlusion, des agglutinatifs et des sutures. Le sang et la sérosité retenus sous la peau et dans la profondeur des tissus compriment, de dedans en dehors, toutes les parties environnantes, les écartent, les enflamment, en empêchent l'adhésion et font échouer la réunion en déterminant en outre, dans le plus grand nombre des cas, des effets infectieux ou de résorption.....

« Les liquides déposés et retenus dans les plaies sont promptement altérés, deviennent septiques, putrides et infectieux. De là des érysipèles, des phlébites, des angioleucites, des infiltrations d'abord œdémateuses, puis purulentes et gangréneuses, qui s'étendent et provoquent des complications générales, soit immédiates, soit consécutives, mais toujours menaçantes pour la vie. L'infection est lente ou rapide, légère ou foudroyante, selon la nature, le degré et la quantité des matières toxiques. »

Ces lignes, empruntées aux écrits de l'éminent chirurgien, montrent suffisamment que la nécessité et l'importance du drainage ne sont pas une découverte récente et ont été reconnues depuis longtemps parmi nous. Elles nous permettent encore de conclure qu'une des causes principales des succès obtenus par la méthode antiseptique est le drainage méthodique et régulier des plaies. « Nous ne saurions trop répéter, dit M. Sédillot, que le meilleur moyen d'assurer la réussite des opérations est d'entretenir le libre écoulement des liquides. C'est à cette règle érigée en doctrine que nous attribuons une grande part dans la diminution de la mortalité des opérés, la rapidité de la guérison, la plus grande innocuité de la chirurgie. » A l'exemple de notre maître, nous avons de tout temps considéré comme une indication capitale de prévenir partout et toujours l'accumulation et la rétention des liquides et d'éviter ainsi les accidents qu'entraînent leur présence et leur décomposition.

Les progrès accomplis dans ces dernières années nous ont démontré qu'il existait une autre source d'accidents des plaies. Je veux parler des influences *septiques,* dont l'importance ne peut plus être mise en doute et auxquelles la méthode antiseptique s'adresse tout spécialement. Si ces influences ne sont pas encore parfaitement connues, un des mérites des travaux de Lister a été d'attirer notre attention sur leurs diverses provenances.

« Si l'air, comme le dit M. Panas (1) à propos du pansement de Lister, en tant que mélange gazeux, ne saurait suffire pour expliquer les accidents graves qui compliquent souvent les plaies qui sont exposées à son contact, force nous est d'admettre que l'agent nocif doit résider dans les poussières organiques que l'atmosphère tient en suspension. Seulement ici encore, l'expérience nous conduit à établir des distinctions importantes au premier chef. Dans les campagnes et en général dans les lieux où l'air est renouvelé sans cesse, à part la suppuration et un certain degré relatif de fièvre, qui sont l'apanage de toute plaie ouverte d'une certaine importance, la cicatrisation s'opère régulièrement et sans accidents, preuve sans doute que les corpuscules organiques contenus dans cet air n'ont aucune propriété nocive. Par contre dans les villes, dans les hôpitaux, dans les prisons et dans tous les lieux dits *encombrés,* l'on voit survenir trop souvent, hélas! l'érysipèle, la septicémie et la pyohémie, d'une façon souvent épidémique ; que conclure de là, sinon qu'un élément organique *nouveau, né de l'encombrement* et éminemment délétère, est venu s'ajouter à l'air. Cet élément, en se déposant alors sur les plaies, soit directement, soit indirectement par tout ce qui touche à la surface de celles-ci, devient cause des accidents. »

La porte d'entrée des miasmes est la plaie elle-même, mais la voie exacte suivie par l'agent qui contamine les

(1) PANAS. *Le Pansement de Lister. (Gazette hebdomadaire de médecine et de chirurgie,* 1878. N° 20.)

plaies nous est bien moins connue. « C'est précisément, ajoute M. Panas, parce que nous ignorons encore le mode précis de transmission de l'agent délétère et parce que les voies suivies pour arriver jusqu'à la plaie peuvent être diverses, que Lister a eu raison de chercher à se garantir de tous côtés. Aussi l'approuvons-nous lorsqu'il s'est adressé à la fois à l'air, à l'eau, aux éponges, aux drains, aux instruments, à la peau de la région qui doit être le théâtre de l'opération ainsi qu'aux doigts du chirurgien et des aides qu'il s'attache à désinfecter aussi complétement que possible. »

Mais, demanderons-nous, cet élément délétère, ces germes toxiques nés de l'encombrement constituent-ils l'unique poison qui menace les surfaces traumatiques. Nous sommes loin de le penser et nous admettons volontiers qu'il existe encore toute une série de ferments qui, déposés à la surface des corps, peuvent par leur intermédiaire arriver en contact avec les plaies et y produire des accidents redoutables.

Neudörfer, de Vienne (1), a plus particulièrement insisté sur des *ferments* de ce genre. Pour ce chirurgien, « la fermentation des matières albuminoïdes exsudées à la surface des plaies est d'ordinaire produite par des corps qui agissent par *action catalytique ou chimique*.

« Tant que les albuminates font partie intégrante des tissus vivants ou circulent au milieu d'eux, ils forment un composé fixe d'une parfaite stabilité ; dès que, par une circonstance quelconque, ils abandonnent le milieu physiologique où « ils vivent », lorsqu'ils s'extravasent par exemple, ou bien encore lorsque les milieux eux-mêmes au sein desquels ils se trouvent entrent en souffrance, les albuminates subissent une modification moléculaire, une fermentation, une décomposition de leurs éléments chimiques. »

Au nombre des corps qui agissent par action de présence et provoquent la fermentation des albuminates, Neudörfer range :

« 1° Tous les albuminates *modifiés* d'origine animale, car ils

(1) NEUDORFER. *Die chirurgische Behandlung der Wunden.* Wien, 1877.

ont la propriété, lorsqu'on les met en contact avec des albuminates *sains,* de déterminer dans ceux-ci une modification
chimique, une décomposition, une fermentation ;

« 2° Les albuminates *modifiés* du règne végétal, tels sont
ceux qui se trouvent normalement dans le coton, la charpie, etc. ;

« 3° L'eau, même l'*eau distillée,* car mise en contact avec les
albuminates elle les décompose. L'on peut dire que, plus la
consistance des albuminates diminue, plus leur faculté d'être
décomposés augmente (1). »

M. Verneuil professe une opinion analogue, comme le
prouve cette phrase, que nous extrayons de son dernier discours à l'Académie de médecine (2) : « Le poison, dit-il en
parlant du virus traumatique, se forme presque toujours dans
la plaie, spontanément peut-être, et par altération des hu-
meurs exposées à des *contacts anormaux,* peut-être aussi par
l'action des molécules atmosphériques agissant comme ferment. »

Il serait trop long d'énumérer la provenance des poisons
de toutes espèces qui risquent à tout moment de contaminer
une plaie. Ainsi, dans nos hôpitaux : les instruments employés pour les opérations et surtout pour les pansements,
cette malheureuse pince à pansements, par exemple, sont-ils
toujours irréprochables ? Les éponges que nombre de chirurgiens emploient encore pendant les opérations ou pour laver
les plaies, les objets de pansement, cette charpie sinistre
fabriquée avec du linge de provenance souvent douteuse, par
des mains suspectes, séjournant pendant un temps plus ou
moins long dans les salles de blessés, ou conservée dans des
endroits où elle ne peut que se saturer de germes et de fer-

(1) Neudörfer ajoute encore comme causes productrices de la décomposition
des albuminates :

4° Les influences mécaniques des coups, des ébranlements, etc. ;

5° Des influences dynamiques, la douleur, l'excitation intellectuelle, l'irritation
nerveuse.

Pour Neudörfer enfin, l'acide phénique aurait la propriété de rendre plus fixe
la composition chimique des albuminates, et de neutraliser les effets nocifs de
leur décomposition.

(2) *Bulletin de l'Académie de médecine,* 1878, n° 27, p. 715.

ments toxiques ; les gouttières, les coussins de balle d'avoine
rarement renouvelés, salis par le pus et enfermés dans cet
état dans une armoire dont on ne les retire qu'au moment où
on en a besoin pour un appareil de contention destiné à une
fracture compliquée ou à une résection, tous ces objets ne
constituent-ils pas des causes infaillibles d'accidents infectieux de toutes sortes ? Nos élèves ne sont-ils pas quelquefois
des moyens de communication entre une salle de dissection
ou d'autopsie et les salles de blessés ? Le personnel des infirmiers offre-t-il toujours des garanties de propreté suffisantes ?
Le chirurgien lui-même observe-t-il toujours très-scrupu-
leusement toutes les règles de la propreté chirurgicale ? Ne
donne-t-il pas parfois raison à M. Kœberlé quand il dit que
« le pansement de Lister force le chirurgien à être propre
malgré lui et malgré les circonstances (1) » ?

D'après ce qui précède, il ne saurait plus être mis en doute
qu'en exigeant le lavage et la désinfection préalables par
l'acide phénique de tout ce qui de près ou de loin doit être
mis en contact avec une plaie, en n'employant pour le pansement que des objets neufs pris dans le commerce, n'ayant
encore servi à aucune espèce d'usage, non contaminés par le
séjour dans une salle d'hôpital ou le contact de quelque
blessé, en plongeant sans cesse la plaie dans une atmosphère
saturée d'acide phénique, substance essentiellement antifermentescible et antiseptique, la méthode de Lister doit mettre
à l'abri des influences septiques et d'un très-grand nombre
d'accidents.

Faisons remarquer, avant de terminer, qu'une méthode de
pansement qui éloigne toute cause d'irritation et d'inflammation, qu'une méthode de pansement qui semble réduire
à sa plus faible expression, pour ainsi dire, la fièvre et par
conséquent tout ce cortège de symptômes morbides qui
accompagnent cet état, ne peut qu'avoir une influence des
plus heureuses sur l'état général du malade. Celui-ci conserve
son appétit, le sommeil, la confiance et la tranquillité mo-
rale, toutes conditions qui viennent à leur tour exercer une

(1) KŒBERLÉ. *Observations d'ovariotomie*. 1878.

influence favorable sur la marche de la guérison et de la cicatrisation.

Nous venons de discuter successivement tous les éléments de la méthode antiseptique de Lister et nous avons montré que chacun de ces éléments répond à une indication particulière. Il est donc de toute évidence que, selon les circonstances de l'opération, de la blessure, de la région ou du milieu où le blessé est placé, tous les temps de la méthode devront être remplis ; ou bien l'un ou l'autre d'entre eux pourra être modifié ou même négligé. Ainsi l'affrontement peut, dans certains cas, être très-difficile, et, pour ne pas s'exposer aux inconvénients d'un affrontement incomplet, irrégulier ou vicieux, il faut parfois renoncer à la réunion et à la suture de la plaie, faire l'antisepsie sans réunion, et adopter le *pansement antiseptique ouvert* de M. Verneuil, pour ne pas s'exposer à tous les dangers de la rétention des liquides.

Le chirurgien qui, en expérimentant pour la première fois la méthode de Lister, oublierait les principes fondamentaux de tout traitement des plaies, serait facilement tenté d'accuser la méthode des insuccès qu'il obtient par inadvertance et négligence. Toutes les fois que nous nous sommes écarté tant soit peu de ces principes, nous avons eu à nous en repentir. Exemples : la réunion a manqué dans l'Observation XIX, parce qu'il y avait de la contusion des parties ; dans l'Observation XIV, parce que les parties affrontées se sont trouvées dans un état de tension exagérée. Dans notre Observation XI, nous avons eu un phlegmon du foyer opératoire et un érysipèle, parce que nous avions appliqué un appareil fermé qui a déterminé l'étranglement. Nous répéterons ici avec M. Eug. Bœckel (1), que, en cas d'insuccès, on en trouve habituellement la cause dans quelque défaut de précaution dont il ne faut pas hésiter à s'accuser.

Nous ajouterons toutefois que l'état constitutionnel du blessé est une condition que nous ne saurions changer, ni en modifiant nos procédés opératoires, ni en perfectionnant nos

(1) BŒCKEL. M. SÉDILLOT. *Communication à l'Académie des sciences,* 11 mars 1878.

moyens de pansement, et que ses conséquences sont par conséquent fatales. Chez notre n° 8, la cicatrisation ne s'est pas
faite, parce qu'il a existé une diathèse tuberculeuse. Chez
notre sujet de l'Observation IV on avait noté une phthisie
pulmonaire au moment de l'opération ; il a succombé sept mois
plus tard aux progrès du mal.

De l'examen attentif de nos insuccès il nous reste l'impres-
sion que, grâce aux perfectionnements de nos procédés opératoires et aux progrès accomplis dans le traitement des
plaies, nous arriverons à guérir tous nos opérés, excepté ceux
chez lesquels quelque état constitutionnel grave s'y oppose.

Nous sommes heureux d'arriver ainsi à la même conclusion
que M. Verneuil : « Nous sommes maîtres, dit ce chirurgien (1), ou à peu près, de deux facteurs de la mortalité : la
blessure et le milieu ne doivent plus amener de revers ; seul
le troisième, c'est-à-dire l'état constitutionnel, nous échappe
encore. »

Il nous sera facile d'établir la *comparaison entre la méthode de Lister et les autres méthodes de pansement.*

Sans vouloir énumérer toutes les méthodes de pansement
proposées par les chirurgiens, je dirai tout d'abord que le
classique *pansement avec la charpie* simple ou imbibée d'un
topique quelconque me semble le plus mauvais entre tous
et qu'il mérite d'être définitivement rejeté et condamné à
tout jamais pour une foule de raisons qui ressortent des
détails dans lesquels nous sommes entrés plus haut.

Pour ce qui concerne la *méthode par occlusion inamovible*
ou *pansement ouaté d'Alph. Guérin* (2), je ferai remarquer
qu'entre autres avantages, elle donne aux parties affrontées
une immobilité que la méthode de Lister obtient difficilement, mais elle me semble, par contre, présenter un danger
sérieux, c'est celui de ne pas toujours mettre à l'abri de la
rétention des liquides.

(1) VERNEUIL. *Archives générales de médecine,* mai 1878, p. 550.
(2) GROSS. *L'Occlusion inamovible et le pansement ouaté. (Revue médicale
de l'Est,* 15 février 1875.

Il est une méthode, enfin, qui consiste à donner à une plaie tous les soins qu'elle nécessite, drainage, immobilisation, réunion, etc., mais sans appliquer aucun objet de pansement proprement dit, ou seulement en recouvrant les parties d'une compresse ou d'une feuille d'ouate ou de coton. Cette méthode, qu'on appelle la méthode du *pansement ouvert,* permet de remplir toutes les indications du traitement d'une plaie et ne diffère de la méthode de Lister que parce qu'elle ne fait pas usage d'une substance antiseptique; l'antisepsie est, jusqu'à un certain point, obtenue par une excessive propreté.

C'est à la méthode du *pansement ouvert* que nous avions recours dans ces dernières années avant nos essais de la méthode de Lister, et l'expérience nous en avait démontré la supériorité sur toutes les autres méthodes employées antérieurement. Nos connaissances actuelles sur la pathogénie de la fièvre traumatique et des intoxications chirurgicales commandant d'éviter toutes les nombreuses influences septiques auxquelles une plaie est exposée, c'est à la méthode antiseptique et à ses procédés que nous donnons aujourd'hui la préférence.

## CONCLUSIONS.

D'après tout ce qui précède, nous formulerons les *conclusions* suivantes :

1° *La méthode antiseptique de Lister doit donner et donne des résultats très-satisfaisants, parce qu'elle a pour but principal la réunion de la plaie par première intention.*

2° *La réunion par première intention réussit presque toujours, parce que l'affrontement des surfaces traumatiques et le libre écoulement des liquides sont assurés.*

3° *La fièvre traumatique et les accidents primitifs sont rares, parce l'affrontement et le libre écoulement des liquides mettent à l'abri de la rétention de ces derniers.*

4° *Les succès s'expliquent en outre par la réduction à leur plus simple expression* : a) *des irritations physiques et mécaniques* (procédé particulier de l'hémostase, pansement rare, etc.); b) *des irritations chimiques* (silk protective); c) *des irritations septiques* (propreté excessive de l'opéré, des aides, de l'opérateur, désinfection des instruments, destruction des germes atmosphériques, emploi d'objets de pansement non contaminés).

5° Enfin, *la méthode antiseptique de Lister est de toutes les méthodes de pansement celle qui répond au plus grand nombre des indications présentées par le traitement des plaies.*

# TABLE DES MATIÈRES

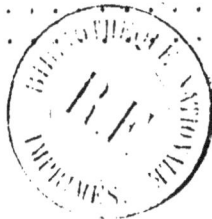

Nancy, imprimerie Berger-Levrault et Cie.

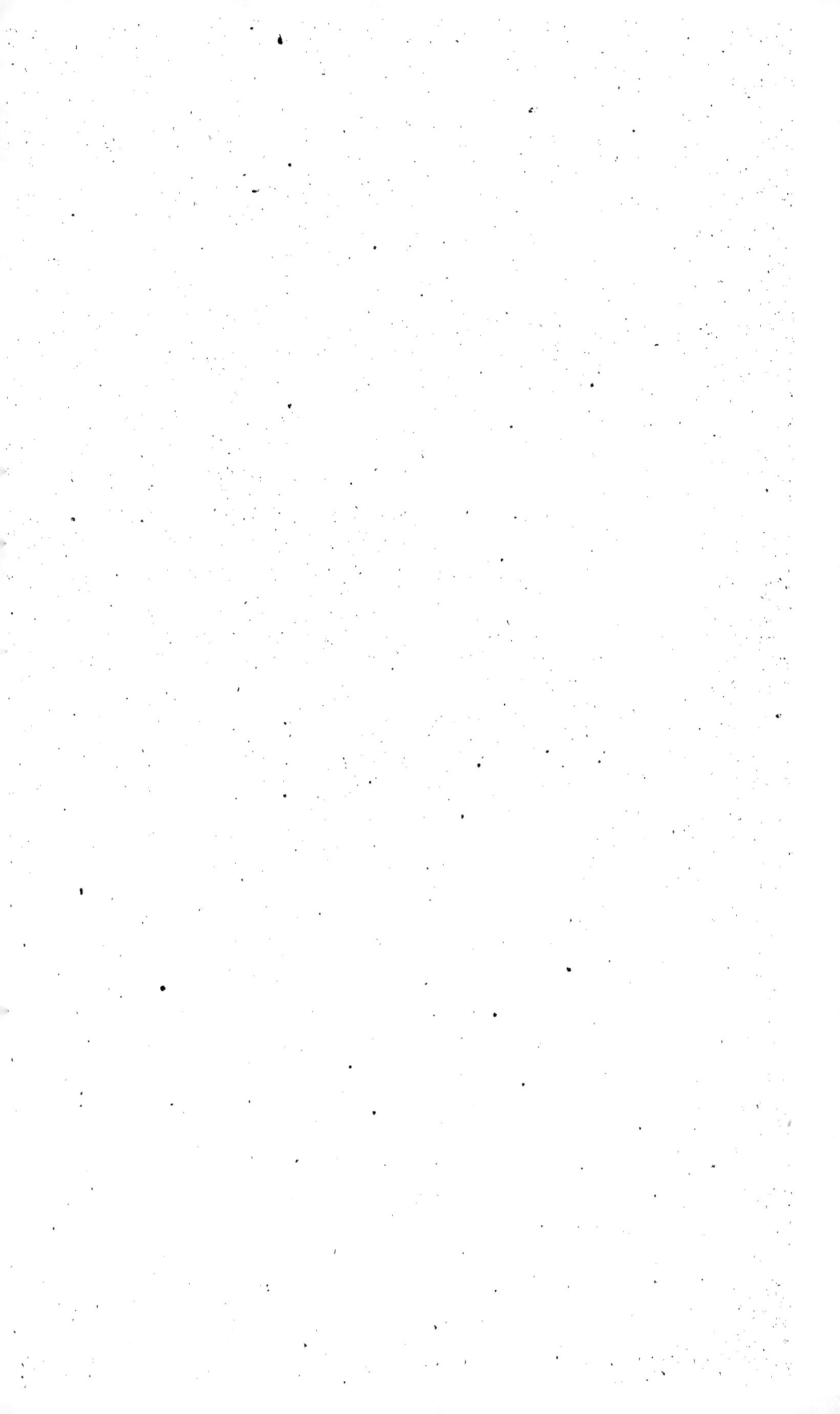

# BERGER-LEVRAULT ET Cⁱᵉ, LIBRAIRES-ÉDITEURS

## *Publications récentes :*

GROSS (F.), professeur à la Faculté de médecine de Nancy. Leçons de clinique chirurgicale. — Premier fascicule. Les fractures de jambes compliquées de plaie. Les pieds bots ; in-8°, avec 3 planches, broché . . . . . . 2 fr. 50 c.

— Observations de clinique chirurgicale ; 2 fascicules in-8°, avec gravures, broché. . . . . . . . . . . . . . . . . . . . . . . . . 4 fr. 50 c.

— Les Monstres doubles parasitaires, hétérotypiens et épigastriques, et la séparation des monstres en général ; grand in-8°, avec gravures, broché . . . . . . . . . . . . . . . . . . . . . . . . 1 fr. 50 c.

AUDE (Dʳ Ph.), médecin principal de la marine. Code des Officiers du corps de santé de la marine ; 1 fort vol. in-8°, broché . . . . . . . . 15 fr.

BEAUNIS (H.), professeur de physiologie à la Faculté de médecine de Nancy. Remarques sur un cas de transposition générale des viscères ; in-8°, avec 3 figures, broché . . . . . . . . . : . . . . . . 1 fr. 50 c.

— Les Principes de la Physiologie, leçon d'ouverture, 5 avril 1875 ; in-8°, broché. . . . . . . . . . . . . . . . . . . . . . : . 1 fr.

— Claude Bernard, leçon d'ouverture ; in-8° broché. . . . . . . . . 1 fr.

BERGER (Paul). De l'Arthrite du genou et de l'épanchement articulaire consécutif aux fractures du fémur ; in-8°, broché . . . . . . . . . . . 3 fr.

BERNHEIM (H.), professeur agrégé à la Faculté de médecine de Nancy. Leçons de clinique médicale ; 1 beau vol. gr. in-8°, broché. . . . . . . . 10 fr.

— Étude sur les râles ; in-8°, broché . . . . . . . . . . . 1 fr. 50 c.

— Contribution à l'étude des localisations cérébrales ; in-8°, broché. 2 fr.

FELTZ (V.) et RITTER (E.), professeurs à la Faculté de médecine de Nancy. Étude expérimentale de l'action de la fuchsine sur l'organisme ; gr. in-8°, avec planche, broché. . . . . . . . . . . . . . . . . . . 2 fr. 50 c.

HERRGOTT (F. J.). Des Gouttières en linge plâtré moulées directement sur les membres, de leur emploi dans le traitement des fractures simples ou compliquées, des résections et des affections chirurgicales des membres ; in-8°, avec gravures, broché. . . . . . . . . . . . . . . . . . . 2 fr.

HERRGOTT (Alph.). De l'Exstrophie vésicale dans le sexe féminin ; in-8°, avec planches, broché. . . . . . . . . . . . . . . . . . . 3 fr.

HEYFELDER (O.), conseiller d'État, médecin principal d'état-major en Russie. Manuel de chirurgie de guerre, traduit de l'allemand par le Dʳ RAPP, médecin-major de 2ᵉ classe, 1875 ; in-12, avec 42 figures gravées sur bois. 6 fr.

LÉVY (le Dʳ Em.). Du Cœur forcé, ou de l'Asystolie sans lésions valvulaires ; gr. in-8°, broché. . . . . . . . . . . . . . . . . . . 2 fr. 50 c.

NETTER (A.), officier de la Légion d'honneur, ancien médecin principal de l'armée, bibliothécaire de la Faculté de médecine de Nancy. Vues nouvelles sur le Choléra (cause, nature et traitement), avec une étude sur les injections faites dans les veines ; in-8°, broché. . . . . . . . . . . . . . 2 fr. 50 c.
*Cet ouvrage a obtenu, en décembre 1874, une récompense de l'Académie des sciences (Prix Bréhant).*

— Injection d'eau dans la cavité péritonéale comme traitement de la péritonite aiguë ; in-8°, broché . . . . . . . . . . . . . . 1 fr. 50 c.

RETTERER (A.). Le Thermocautère. Essai d'une étude comparative du cautère actuel, du galvanocautère et du thermocautère ; gr. in-8°, avec 1 planche, broché. . . . . . . . . . . . . . . . . . . . . . 2 fr. 50 c.

NANCY. — IMPRIMERIE BERGER-LEVRAULT ET Cⁱᵉ.

BIBLIOTHEQUE NATIONALE DE FRANCE

3 7531 03105941 4

www.ingramcontent.com/pod-product-compliance
Lightning Source LLC
Chambersburg PA
CBHW071211200326
41519CB00018B/5471